# CONTRIBUTION A L'ÉTUDE

## DES

# KYSTES HYDATIQUES DU FOIE

## DIAGNOSTIC ET TRAITEMENT

PAR

## Le Dʳ C. MAGNANT,

Ancien interne des hôpitaux,
Membre de la Société anatomique.

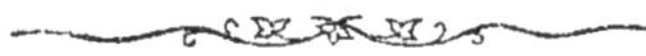

PARIS

V. A. DELAHAYE ET Cⁱᵉ, LIBRAIRES-ÉDITEURS

Place de l'École-de-Médecine.

1877

# CONTRIBUTION A L'ÉTUDE

## DES

# KYSTES HYDATIQUES DU FOIE

## DIAGNOSTIC ET TRAITEMENT

PAR

## Le Docteur C. MAGNANT,

Ancien interne des hôpitaux,
Membre de la Société anatomique.

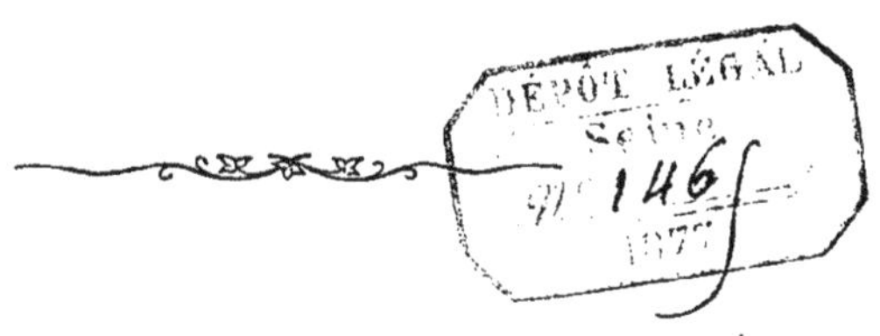

PARIS

V. A. DELAHAYE ET C<sup>ie</sup>, LIBRAIRES-ÉDITEURS

Place de l'École-de-Médecine.

—

1877

# CONTRIBUTION

A L'ÉTUDE DES

## KYSTES HYDATIQUES DU FOIE

DIAGNOSTIC ET TRAITEMENT

<br>

## INTRODUCTION.

Bien que l'étude des kystes hydatiques du foie soit de date presque récente, le sujet paraît vieux tant il s'est, depuis quelques années, accumulé de travaux sur ce chapitre de pathologie. Nous nous contenterons donc d'apporter modestement notre tribut à cette étude si intéressante en exposant les faits qui ont spécialement attiré notre attention, et nous nous limiterons à l'étude du diagnostic et du traitement.

Favorisé par le hasard pendant l'année que nous venons de passer à l'hôpital Saint-Antoine, dans le service de notre cher maître M. le D$^r$ Mesnet, nous avons eu l'occasion de suivre simultanément trois malades atteints de cette grave affection. La première (obs. I), semble avoir guéri à la suite d'une seule ponction faite avec l'aspirateur Potain. Le deuxième (obs. II) succomba après avoir été soumis au même traitement. Enfin la troisième, qui avait été opérée, quinze ans auparavant, par M. Bouchut, suivant le procédé Récamier, vint mourir dans le service de phthisie pulmonaire, et l'autopsie nous permit de voir un kyste parfaitement guéri (obs. LXIX). Dans les trois cas, le diagnostic avait été assez facile. Plus récemment, nous avons pu observer un quatrième malade, chez lequel le diagnostic resta quelque temps incertain.

Ces faits nous avaient frappé. Parcourant alors les nombreuses publications auxquelles avaient donné lieu ces tumeurs, nous avons été étonné de voir combien il restait encore d'indécision, d'incertitude. Nous avons alors pensé qu'il ne serait peut-être pas inutile de rechercher les cas épars dans la science, de recueillir les opinions souvent contraires de nos maîtres, de grouper les faits et de chercher en les analysant, à en tirer des conclusions basées directement sur l'observation clinique.

C'est donc plutôt un travail de critique que l'exposé d'idées nouvelles que nous avons l'honneur de soumettre à nos juges, comptant sur toute leur indulgence.

Notre plan sera simple. Il comprendra deux parties :

1° L'étude du diagnostic ;

2° L'exposé des divers modes de traitement.

Nous terminerons en réunissant un certain nombre d'observations présentant quelques particularités intéressantes, surtout au point de vue du traitement. Nos pièces justificatives auraient pu être plus nombreuses sans doute, mais nous les croyons suffisantes, désirant moins en réalité donner des chiffres que de faire remarquer ce que ces faits ont de vraiment instructif.

Que le lecteur puisse suffisamment se rendre compte de la valeur de nos conclusions, voilà notre but, et nous ferons tout notre possible pour que ce but soit atteint.

Nous avions eu tout d'abord l'intention de faire dans un premier chapitre un court historique. Nous avons pensé qu'il serait plus intéressant de montrer, à propos de chaque mode de traitement, les phases par lesquelles la question avait eu à passer. Par ce moyen, nous avons supprimé une énumération de noms et de dates qui fatiguent souvent le lecteur.

## Première partie.

## DIAGNOSTIC.

Nous diviserons cette première partie en deux chapitres : le premier consacré à l'étude de la valeur diagnostique des symptômes, le deuxième au diagnostic proprement dit. Dans ce deuxième chapitre, nous ferons entrer l'étude de quelques complications qui peuvent survenir et changer la physionomie de l'affection ou donner lieu à des indications spéciales au point de vue du traitement.

## CHAPITRE PREMIER.

### 1° DE LA VALEUR DIAGNOSTIQUE DE QUELQUES SYMPTOMES.

Nous n'avons pas l'intention de faire une étude complète des symptômes, ce serait en dehors des limites que nous nous sommes imposées. Mais, d'autre part, il est des points importants que nous ne saurions passer sous silence.

On a dit que les kystes hydatiques du foie n'ont pas de

symptomatologie et on en a même fait le caractère spécial de ces tumeurs. Ceci est souvent vrai, et on se tromperait beaucoup si on croyait trouver là cet ensemble de signes qui caractérisent habituellement telle ou telle affection. C'est qu'en effet les kystes hydatiques du foie ont moins des symptômes à eux propres que des symptômes de voisinage. Ce qui fait ici la symptomatologie, c'est moins la nature de l'affection que son siége.

De ceci résultent un début obscur, une marche silencieuse, un véritable état latent, qui persiste tant que la tumeur n'est pas arrivée à gêner par son volume soit le fonctionnement du foie, soit le fonctionnement des organes voisins. Aussi bien des kystes passent-ils inaperçus et ne sont-ils reconnus qu'à l'autopsie, alors que, durant la vie, rien n'avait pu faire soupçonner leur existence. Tel est le sort de ce qu'on a appelé les petits kystes, et nous entendons par là ceux qui n'ont pas plus que la grosseur du poing. Certes, il serait bien intéressant de pouvoir les diagnostiquer dès ce moment, mais, comme tous ceux qui se sont occupés de ce sujet, nous avouons notre complète impuissance.

Les autres kystes, ceux qu'on a l'habitude d'appeler les gros kystes, sont au contraire ordinairement plus faciles à reconnaître, non pas, comme nous avons dit, qu'il y ait làune symptomatologie constante. Toutefois, quelques signes fonctionnels ou physiques sont assez fréquents pour qu'il nous soit utile d'en préciser la valeur au point de vue du diagnostic.

Les relations de ces tumeurs avec le foie et par conséquent avec le tube digestif ; d'autre part, les rapports qu'elles affectent avec divers organes de la cavité abdominale quand elles se développent à la face concave du parenchyme, ou bien par l'intermédiaire du diaphragme plus ou

moins altéré ou parfaitement intact, avec les organes de la
cavité thoracique, quand elles se développent à la face convexe, font toute la symptomatologie fonctionnelle, dont
nous ne ferons qu'une courte énumération.

Ce sont : des troubles digestifs ordinairement modérés,
dyspepsie, constipation ; des douleurs vagues, assez fugaces, se montrant ordinairement par accès et mal loca-
lisées ; une sensation de pesanteur, de trop plein, qui force
les malades à desserrer leurs vêtements, voilà ce qui, le plus
souvent, attire l'attention. Encore faut-il que la tumeur ait
déjà acquis un certain volume. Toutefois, il faut savoir
que, dans quelques cas, des douleurs vives au toucher et
dans les mouvements ont pu faire croire à un carcinôme
(Frérichs). Il s'agissait d'un kyste volumineux, et la ponction, en donnant issue au liquide, fit aussitôt cesser les
accidents (1).

Il en est de même de l'ictère, qui, sans être aussi rare
que certains l'ont dit, ne se rencontre guère cependant que
lorsqu'il y a compression des canaux biliaires, ou bien dans
des cas d'inflammation du kyste et du parenchyme hépatique, etc. Nous en dirons autant de l'ascite et de l'œdème
des membres inférieurs, par compression des vaisseaux
veineux (veine porte ou veine cave). Quant aux dilatations
variqueuses des veines sous-cutanées de l'abdomen, elles
n'ont guère d'importance par elles-mêmes et ne font
qu'annoncer une gêne dans la circulation profonde, sans
indiquer à quoi elle est due.

Nous ne nous arrêterons pas non plus aux symptômes :
dyspnée, palpitations, vomissements, etc. Ils n'ont rien de
constant, et alors même qu'ils existent, ils ne peuvent
qu'annoncer une gêne dans le fonctionnement des organes,

(1) Frérichs, Maladies du foie, p. 591.

poumons, cœur, estomac, sans en indiquer la cause. Certes, ils ont leur valeur, parce que très-souvent ce sont eux qui indiquent la nécessité d'intervenir. Mais au point de vue qui nous occupe en ce moment, il n'en est plus de même. Toutefois, il est une forme de vomissements assez curieuse, qui a été signalée pour la première fois par M. Dieulafoy, qui a eu depuis l'occasion de l'observer deux autres fois. Ce sont des vomissements ou des regurgitations de matières grasses qui surviendraient après le repas, quand le malade mange des aliments gras, même du bouillon. (Obs. XXV et XLII).

Nous ne croyons pas que ce fait ait encore été expliqué. Pour notre part, ne l'ayant pas observé, nous nous abstiendrons de tout commentaire.

Voyons si nous trouverons dans les signes physiques de meilleurs moyens de diagnostic. Ces signes nous sont fournis par nos divers procédés d'investigation, inspection, palpation et percussion.

A l'inspection, on constate une voussure de l'hypochondre droit, s'étendant souvent jusqu'à l'épigastre, descendant aussi plus ou moins vers la fosse iliaque et donnant à toute cette partie de l'abdomen un relief qui tranche plus ou moins sur le méplat des parties voisines. Pour peu que la tumeur soit volumineuse, la partie inférieure du thorax est évasée, les dernières fausses côtes sont déjetées en dehors, en même temps que les espaces intercostaux correspondants sont dilatés et souvent même bombés.

Ces changements dans la conformation du thorax et leur siége principal dans la région du foie doivent évidemment faire penser de suite à quelque affection de cet organe, en même temps que tout dénote une augmentation probable du volume de la glande ou bien l'existence d'une tumeur. Mais il n'y a encore là que des probabilités.

La palpation permet d'aller plus loin. Son rôle est important ; aussi croyons-nous devoir nous y arrêter un peu.

Cet examen, pour donner de bons résultats, doit être fait suivant certaines règles. Râcle, dans son Traité du diagnostic, disait à ce sujet : « Nous ne saurions trop recommander aux médecins de pratiquer le palper de l'abdomen avec beaucoup de légèreté de main, surtout pendant les premiers moments de l'exploration. » Trousseau insistait beaucoup sur cette précaution. Ce principe vrai pour tout palper de l'abdomen n'est nulle part aussi utile que dans la recherche des tumeurs du foie. Cet examen sera donc fait avec douceur, pour éviter autant que possible la contraction et la rigidité des muscles abdominaux, ce qui rendrait l'opération plus difficile. Du reste, cette tension et cette sensibilité des parois de l'abdomen sont ordinairement temporaires. Dans certains cas cependant et chez des femmes nerveuses (obs. I), il est nécessaire de remettre à un autre moment l'exploration. D'autres fois, mais c'est l'exception, il faut employer le chloroforme. Une autre raison qui doit encore commander dans le palper une grande modération, c'est la nécessité d'éviter que des manœuvres maladroites ou excessives ne provoquent la suppuration, cette grande et dangereuse complication des kystes hydatiques du foie.

Nous ne ferons que mentionner quelques autres obstacles qui peuvent passagèrement gêner la palpation. Nous voulons parler de la distension excessive des intestins par des gaz pouvant masquer quelquefois la tumeur, ou bien d'une sensibilité exagérée de l'hypochondre, comme cela a été signalé. Il faudrait alors se comporter comme dans le cas de contraction spasmodique des muscles abdominaux.

Il n'y a guère qu'une épaisseur anormale des parois de l'abdomen ou bien une surcharge graisseuse du grand épi-

ploon qui puissent, dans certains cas, masquer au moins
en partie la tumeur. Il est rare, du reste, de rencontrer ces
divers obstacles, non pas réunis, mais même isolés, et le
plus souvent il y a assez de souplesse des parois pour que
la main puisse sentir le relief plus ou moins régulier des
parties sous-jacentes.

Mais il est encore quelques autres précautions indispensables, sans lesquelles on n'aurait le plus souvent qu'un
résultat incertain et sur lesquelles nous devons insister.

Le malade doit être couché, non pas directement sur le
dos, mais un peu incliné sur le côté opposé à celui qui fait
une saillie. Cette disposition a le double avantage de permettre de mieux saisir toute la région de l'hypochondre
et de rendre moins fréquent le spasme des muscles. En
même temps, la poitrine est soulevée et à demi relevée par
des oreillers, la tête est appuyée et la bouche ouverte, les
jambes sont modérément fléchies sur les cuisses et celles-ci
sur le bassin.

Ce sont les dispositions usitées habituellement dans les
cas où on veut avoir un relâchement des muscles de l'abdomen.

En même temps, le bras du côté où siége l'affection est
à demi relevé, mais sans traction exercée sur le thorax,
sans effort de la part du malade. Il sera même plus avan-
tageux que ce bras soit maintenu dans cette position par
un aide.

Pour ce qui est du palper en lui-même, nous croyons ne
pouvoir mieux faire que de nous guider d'après les précep-
tes exposés par Râcle : Le médecin porte les deux mains
sur l'abdomen et, en commençant, n'exerce aucune pression. Puis il appuie légèrement pour que les muscles s'ha-
bituent au contact. Quand la contraction spasmodique
existe, on presse légèrement les muscles en les prenant à

pleine main en différents endroits ; de la sorte, on les assouplit et on peut palper ensuite profondément et même avec une pression assez considérable. La palpation se fait par l'extrémité des doigts réunis ou écartés, mais toujours sur de larges surfaces ; autrement, on provoquerait de la douleur et des contractions musculaires. Les deux mains doivent agir soit alternativement, soit simultanément (Loc. cit.).

Par ce palper, on se propose deux choses :

1° Reconnaître la forme générale du ventre, son volume, sa tension, sa résistance, sa dureté, etc. ;

2° Préciser avec plus de soin les particularités que peut présenter telle ou telle région, particulièrement l'hypochondre.

Laissons la première partie de côté et arrêtons-nous seulement à ce que nous révèle cette dernière partie de l'exploration.

Dans le cas de kystes hydatiques du foie, on sent alors le plus souvent :

Une tumeur plus ou moins irrégulière, faisant saillir l'hypochondre et relevant les dernières côtes. Cette tumeur est élastique ; elle se continue en haut avec le foie ; ordinairement lisse, elle peut quelquefois cependant se dessiner en bosses arrondies (obs. de Frérichs). Elle est de consistance molle et souvent fluctuante. Voilà ce qu'on observe le plus souvent et ce que disent les auteurs.

De plus, cette tumeur, signe capital à notre avis, suit les mouvements du foie et, comme lui, s'élève ou s'abaisse avec le diaphragme quand le malade respire. Ce signe, commun, il est vrai, à toutes les affections du foie, n'est nulle part aussi utile à constater que dans la maladie qui nous occupe. Il est donc bon, après avoir palpé la région du foie pendant l'inspiration et l'expiration normale, de faire

exécuter au malade des mouvements respiratoires exa-
gérés qui ont pour résultat de rendre le déplacement plus
apparent. Souvent dans ce cas, la main pouvant se glisser
plus haut atteindra le bord du foie et la ligne de démarca-
tion séparant la tumeur du parenchyme. Dans le même
but, les efforts de toux, qui ne sont que des mouvements
expiratoires très-ampliés, nous ont plusieurs fois rendu
de grands services (obs. I). Il est maintenant deux symptômes sur lesquels nous désirons plus particulièrement attirer l'attention, ce sont la fluctuation et le frémissement
hydatiques dont on fait généralement la valeur diagnostique si grande. Tous deux étant aussi bien et même mieux
reconnus par la percussion, nous allons d'abord examiner
ce que celle-ci fournit au diagnostic.

Par la percussion, on peut tout d'abord délimiter le foie
en haut comme en bas. Par elle on obtient une matité qui
dessine exactement l'état du parenchyme, et se continue
ensuite avec la tumeur, dont elle exprime assez bien la
forme. Cette matité occupe ordinairement l'hypochondre
droit, s'avançant plus ou moins en dedans vers l'épigastre,
en bas vers la fosse iliaque, et toujours en rapport avec le
volume de la tumeur. Le plus habituellement elle est continue, sans partie sonore. Ce signe, joint à ceux que nous
connaissons, a une importance très-grande. Quelquefois,
rarement il est vrai, la matité peut être interrompue à une
distance variable du rebord des fausses côtes et être remplacée sinon par une sonorité complète, du moins par de la
submatité. Ce phénomène qui est dû à la présence de quelques anses intestinales interposées entre la paroi abdominale et le kyste, pourrait en imposer et faire croire à une
tumeur indépendante du foie. Il faut être prévenu de la
possibilité du fait, et, on évitera l'erreur en ayant soin de
percuter profondément et à plusieurs reprises. (Nous ne

répéterons pas ce que nous avons dit à propos de la palpation : les précautions ici seront les mêmes. On pourra essayer de refouler la portion de l'intestin ainsi placée. Enfin, d'autres fois, etpour la même raison, il n'y aura nulle part de matité vraie. La conduite sera alors la même. Dans tous les cas, il faudra faire varier la position du malade et percuter tantôt dans le décubitus dorsal, tantôt dans le décubitus latéral. Il faudra aussi s'efforcer d'isoler la matité hépatique de celle du rein, certaines affections de cet organe simulant, à s'y méprendre, les kystes hydatiques du foie.

Mais, comme nous avons dit, de tous les signes physiques que nous fournissent la palpation et la percussion, il n'en est pas de plus importants que la fluctuation et le frémissement hydatique, mais il n'en est pas non plus sur la nature desquelles il soit plus difficile de s'entendre.

*Fluctuation.* — Qu'est-ce que la fluctuation ? Voici ce que nous trouvons dans le Dictionnaire de MM. Littré et Robin : « Mouvement d'oscillation d'un liquide amassé dans un foyer quelconque ou dans une cavité splanchnique, mouvement que l'on rend sensible par un changement de position ou par une pression ou un choc méthodique.

On se tromperait bien si on croyait trouver dans les kystes hydatiques tout ce que nous promet cette définition. S'il est vrai que dans certains cas il en est ainsi, dans d'autres, au contraire, on ne trouve rien de semblable. C'est que bien des conditions peuvent modifier ce phénomène.

L'anatomie pathologique nous montre, en effet, les kystes hydatiques du foie composés d'une enveloppe contenant du liquide, et dans ce liquide des vésicules hydatiques ; or, tout est essentiellement variable dans ces diverses parties.

L'enveloppe formée de deux tuniques, une externe fibreuse, et une interne, semblable à de l'albumine concrète, peut varier beaucoup dans son épaisseur et sa consistance. Quelquefois très-mince, elle est d'autres fois épaissie, soit uniformément, soit par places, quelquefois même, elle devient comme cartilagineuse ou comme ossifiée. On comprend qu'il y a déjà là de quoi modifier considérablement la fluctuation.

Le liquide ordinairement limpide et analogue à de l'eau de roche, peut aussi être épaissi à la suite de quelque cause accidentelle. C'est ce qui arrive quand le kyste a suppuré. Il peut aussi être en plus ou moins grande quantité. Trop abondant, il distend la poche et rend la fluctuation plus difficile à percevoir ; souvent même, alors la tumeur devient remittente et élastique. Est-il peu copieux, les poches secondaires remplissent en grande partie le kyste et le font plus ressembler à une tumeur demi-solide qu'à une tumeur liquide. La fluctuation est alors remplacée par de l'empâtement, de la mollesse, de la fausse fluctuation. (Obs. 2.)

D'où nous croyons pouvoir conclure :

1° La fluctuation les dans kystes hydatiques du foie est loin d'être constante ;

2° Quand elle existe, elle peut revêtir diverses formes.

*A.* Tantôt, c'est un véritable flot comme dans l'ascite (Jaccoud). Elle dénote alors une paroi kystique peu épaisse et une quantité assez grande de liquide, avec un nombre peu considérable de vésicules.

*b.* — Le contraire se rencontre soit avec une paroi kystique plus épaisse, soit avec une petite quantité de liquide, ou bien encore avec un liquide épais, etc.

Ceci dit, nous terminerons ce qui à trait à la fluctuation par l'exposition rapide des moyens de la chercher.

On pourra la découvrir :

1° En imprimant une secousse à la glande et en étendant la main à plat sur la tumeur kystique ;

2° En glissant la main gauche en arrière de l'hypochondre au-dessous des fausses côtes, et en appliquant la paume de la main droite sur la partie la plus saillante de la tumeur, ou l'on pratique de petites secousses. (C'est ce procédé que nous avons suivi avec succès chez notre malade.) (Obs. 1.) ;

3° En plaçant les deux mains à une certaine distance l'une de l'autre, et en exerçant une pression prolongée. Ce dernier moyen semble cependant préférable pour la recherche du frémissement hydatique.

Quoique ces trois moyens soient excellents, il nous semble que le second est celui qui nous a donné les meilleurs résultats.

*Frémissement hydatique.* — Briançon est le premier qui ait étudié ce symptôme important. Dans sa thèse inaugurale (1828), il disait : « Lorsqu'on applique une main sur un kyste contenant des acéphalocystes, de manière à l'embrasser le plus exactement possible, en exerçant une pression légère, et qu'avec la main opposée on donne un coup sec et rapide sur cette tumeur, on sent un frémissement analogue à celui que ferait éprouver un corps vibrant. C'est le frémissement hydatique.

En 1831, dans son Traité de la percussion médiate, M. Piorry comparaît ce frémissement à la sensation de vibration éprouvée par la main qui fait osciller en la percutant légèrement une montre à répétition. On peut encore, disait-il, s'en faire une idée en frappant sur de la gelée de viande dont la consistance est ferme.

Pour d'autres, ce serait un flot vibrant, un mouvement oscillatoire.

En 1862, dans la *Gazette médicale*, Davaine publiant le résultat de ses recherches, disait : « Pour bien apprécier ces vibrations, pour ne pas les confondre avec une ondulation, avec la fluctuation, il convient de les avoir déjà senties. Elles ont quelque rapport avec les oscillations du timbre d'une montre à répétition, avec les vibrations de la gélatine concrète, ou bien avec celles d'un ressort à élastique. »

Enfin, dernièrement, M. le D<sup>r</sup> Sadde consacrait sa thèse inaugurale à l'étude de ce frémissement, et d'après les inspirations de M. Tillaux, recherchait ce qu'est ce symptôme, comment on l'obtient, et quelle est sa valeur dans le diagnostic des kystes hydatiques.

Voici ce qu'il dit à ce sujet : « On applique une main sur la tumeur, puis avec les doigts de l'autre main, on donne sur la première un *coup sec et rapide ;* un instant après, si *l'on a bien soin d'appuyer légèrement la main appliquée,* on sent sous celle-ci des vibrations ayant lieu dans toute la masse, et se prolongeant, avec une intensité décroissante, pour disparaître bientôt complètement, et se renouveler à chaque nouvelle percussion.

« *Ces vibrations donnent à la main la sensation que feraient les vibrations d'un sommier élastique.* »

En résumé, voici plusieurs auteurs qui tous ont perçu le frémissement hydatique, et le décrivent sous des formes à peu près analogues. Un symptôme aussi constant dans sa nature devait évidemment jouer un rôle important dans le diagnostic. Aussi, tous les médecins se sont-ils empressés de le rechercher avec soin. Malheureusement, peu ont été assez heureux pour le trouver.

Cruveilhier (1) confessait n'avoir jamais observé d'une manière bien positive, même dans les kystes acéphalocystes superficiels le frémissement hydatique, que quelques observateurs disaient avoir constamment rencontré dans les kystes hydatiques, et qu'ils considéraient alors comme caractéristique, et que d'autres disaient n'avoir rencontré que quelquefois. » Pour lui, c'était le résultat d'un choc. Et cependant plus loin, dans une autre note, à la page 94, il semble l'admettre dans le kyste acéphalocyste solitaire où il serait dû à l'élasticité de la membrane acéphalocystique (?). Nous ne comprenons pas alors pourquoi il manquerait dans les autres kystes, où comme nous le verrons, se trouvent réunies en plus grand nombre les conditions nécessaires à son existence.

Enfin, dans le Dictionnaire de médecine et de chirurgie pratiques (des acéphalocystes), Cruveilhier va jusqu'à nier l'existence du frémissement, considérant comme une sensation tout à fait illusoire, ce qu'on a prétendu être une sensation de frémissement ou de collision des boules acéphalocystiques.

Ce doute a été partagé par bon nombre d'observateurs. Trousseau disait n'avoir jamais rencontré ce symptôme. Râcle faisait remarquer que c'est là un phénomène des plus rares, et que, pour sa part, il ne l'avait jamais observé. Il ajoutait même : « Peut-être ce prétendu frémissement, quand il existe, n'est-il dû qu'à des adhérences péritonéales, aux frottements déterminés par les mouvements de l'abdomen. »

Pour M. Gosselin, ce phénomène est rare, mais il existe avec ses caractères spéciaux, qui le distinguent de la crépitation osseuse et emphysémateuse, et présente un peu de

(1) Anatomie pathologique, t. II, p. 94. Note.

ressemblance avec la sensation granuleuse de certains abcès, la sensation de l'amidon ou de la neige pressée contre les doigts (1).

Pour M. Jaccoud, le frémissement hydatique n'est autre chose que le flot, ce qu'il ne faut pas confondre avec la fluctuation (2). De plus, c'est un flot à caractère vibrant.

De même pour Frérichs, Jules Simon, etc., c'est un phénomène tout au moins rare.

Quoi qu'il en soit, nous croyons devoir admettre l'existence du frémissement, mais sa rareté diminue beaucoup à nos yeux son importance.

Pour notre part, nous devons avouer que chez aucun de nos malades nous ne l'avons observé. Une seule fois, nous avions cru le percevoir, c'était chez un malade du service de M. Benjamin Anger. Cependant, un examen ultérieur nous a donné à penser, ce qui était aussi l'opinion de M. Peter, qu'il n'y avait, dans ce cas, que des frottements péritonéaux. Aussi, ne serions-nous pas éloigné de croire que bien souvent semblable erreur a pu être commise, les frottements péritonéaux étant fréquents, alors que tout le monde s'accorde sur la rareté du vrai frémissement.

Pour en finir avec ce symptôme, nous devons rechercher à quoi il semble dû, car de l'idée qu'on s'en fait pourrait résulter quelques considérations.

Pour MM. Piorry, Briançon et le D$^r$ Sadde, c'est dans l'élasticité de la vésicule qu'il faut chercher son origine. Pour Cruveilhier, il résulterait du frottement des hydatides les unes sur les autres. Or, Jobert a rapporté un cas d'hydatide de la région deltoïdienne ne renfermant qu'un

(1) Clinique de la Charité.
(2) Clinique de Lariboisière.
(3) Traité des maladies du foie.
(4) Dict. de méd. et de chir. prat.

kyste et dans lequel cependant le frémissement était très-manifeste. Un semblable fait suffit à notre avis pour faire rejeter l'idée de Cruveilhier. On a voulu aussi y voir des mouvements spontanés des hydatides vivantes. C'est là une mauvaise explication, puis qu'on l'a maintes fois observé après la mort, et nous-même dernièrement, à l'autopsie d'un homme mort à l'hôpital Saint-Antoine, dans le service de M. Constantin Paul, avons pu, grâce à l'obligeance de notre excellent collègue Marchant, le constater manifestement.

Davaine l'attribuait au liquide, disant que ce signe augmentait avec le volume de la vésicule et la densité du liquide qu'elle contient, pourvu toutefois qu'il ne soit ni sirupeux, ni visqueux. Au contraire, ce phénomène serait rare, quand le liquide est fluide et clair.

Pour nous, qui admettons plutôt les explications de M. le D<sup>r</sup> Sadde, nous disons que ce frémissement semble coïncider avec :

1° La présence de liquide dans le kyste ;

2° Sa fluidité assez grande ;

3° Sa densitée modérée ;

4° Une épaisseur modérée de la paroi kystique ;

5° Une certaine tension de la poche ;

6° Un certain nombre de vésicules secondaires.

De ceci, on pourrait tirer des déductions au point de vue du traitement, trouvant dans ces caractères du liquide, et de la poche, les conditions les plus favorables à l'intervention chirurgicale.

Etant donc admises nos réserves, nous dirons que le frémissement hydatique, quand il existe, peut être un signe important pour le diagnostic. Des conclusions de de M. Sadde, il semblerait résulter que sa présence ou son absence pourrait être d'un grand poids dans le choix de telle méthode de traitement. Sa présence suffirait, à notre avis, pour décider l'emploi de la ponction, telle du moins que nous la comprenons. Mais, de ce que ce signe ferait défaut, il ne faudrait cependant pas conclure à une interprétation absolue. Dans ce cas, il faudrait encore s'assurer avec soin de la cause qui empêche le phénomène de se produire, trop grande épaisseur de la paroi du kyste, calcification ou ossification, ou présence dans la poche d'une matière athéromateuse, etc. Un examen minutieux, une étude attentive des symptômes, une connaissance parfaite de la marche de l'affection, devront venir compléter le diagnostic. En effet, si cette absence était due à une des causes précitées. l'abstention serait tout indiquée, la guérison spontanée du kyste étant le fait probable. Mais si ce frémissement manquait par tout autre cause, il faudrait au contraire intervenir, et dans ce cas la ponction, croyons-nous, devant être insuffisante, devrait être rejetée.

Maintenant que nous connaissons les moyens de diagnostic à notre disposition, voyons à quoi nous pouvons les employer : en un mot, diagnostiquons les kystes hydatiques du foie des affections avec lesquelles on pourrait les confondre.

## CHAPITRE II.

### DU DIAGNOSTIC PROPREMENT DIT.

Les maladies qu'on pourrait prendre pour des kystes hydatiques du foie, peuvent avoir leur siége dans la paroi abdominale, dans la cavité de l'abdomen ou dans celle du thorax.

*Affections de la paroi abdominale.* — Ce sont ordinairement des tumeurs liquides, kystes ou abcès. Mais leur siége superficiel sera facile à reconnaître par un palper méthodique. On trouvera la peau immobile à ce niveau si la tumeur y a son siége ; ou bien si c'est une lésion des côtes, on pourra constater que la tumeur n'en peut être séparée, qu'elle fait en quelque sorte corps avec elles, et qu'elle en suit exactement les mouvements. La position superficielle rendra la délimitation plus facile et permettra d'en isoler le foie situé au contraire profondément. Enfin le siége en dehors d'organes importants sera indiqué par l'absence de tout retentissement organique. Les abcès assez rares du reste seront en même temps accompagnés des troubles liés ordinairement à la suppuration. Dans ce dernier cas, on pourrait peut-être les confondre avec un kyste suppuré, mais ce n'est pas ici le moment de parler de ce diagnostic.

*Maladies de la cavité abdominale.* — Elles sont nombreuses et peuvent être divisées en deux groupes, celles qui ont leur siége hors du foie et celles qui au contraire occupent cet organe. Nous commencerons par les premières.

*Maladies du peritoine.* — Ces maladies se reconnaîtront le plus habituellement à leurs symptômes propres ; c'est ainsi que des collections enkystées entre le diaphragme et le foie seront ordinairement précédées des signes de péritonite circonscrite ou généralisée. Nous ne parlerons que du cancer et de l'ascite.

*Cancer du péritoine.* — Le cancer du péritoine peut être quelquefois confondu avec un kyste hydatique du foie. Dans une observation intéressante rapportée par Frérichs, l'erreur faillit être commise (1). Il s'agissait d'une tumeur « qui ne se laissait nulle part distinguer du foie et empêchait d'en déterminer les limites. » Elle fut nécessairement prise pour un développement anormal de cette glande et considérée soit comme un carcinome avec formation de kyste, soit comme une poche d'echinocoques. » Toutefois Frérichs ajoute : « Cette dernière opinion avait contre elle la grande sensibilité de cette tumeur à la pression, l'absence de frémissement hydatique et la consistance ferme de la plupart des bosselures dont le nombre dépassait en outre de beaucoup le nombre habituel des échinocoques. » Nous voyons qu'ici le diagnostic pouvait encore à la rigueur se faire, mais supposons ce qui est possible, une tumeur moins bosselée et donnant lieu à un peu plus de fausse fluctuation, ou même à du faux frémissement, comme cela se voit dans certains cancers. Comment alors ne pas se tromper. Heureusement ces faits sont rares.

En général les cancers du grand épiploon donnant lieu à des tumeurs bosselées, dans lesquelles le son clair peut remplacer çà et là la matité, le diagnostic sera ordinairement facile.

*Ascite.* — Nous laisserons de côté l'ascite idiopathique, rare, du reste, et qui est généralement accompagnée de signes aigus. Le plus souvent secondaire, cet épanchement est alors précédé des signes de l'affection primitive. Toutefois il peut arriver que le médecin ne soit consulté que tardivement, alors que le liquide est venu masquer la cause ; dans ce cas l'exploration des organes abdominaux est presque impossible, et ce sont alors les signes propres de l'ascite qui font faire le diagnostic.

(1) Loc. cit., t. II, p. 63.

Ce ne sont évidemment que les grands kystes que l'on pourrait ainsi confondre ; mais ils se distinguent de l'ascite par une ligne inférieure de matité à convexité regardant en bas, tandis qu'en haut la matité ne peut être délimitée. De plus cette matité est peu modifiée par les changements de position du malade, tandis qu'au contraire elle se déplace suivant les mouvements ascensionnels du diaphragme et du foie dans la respiration. Dans l'ascite le ventre est plus plat, et comme on a dit avec raison, *en forme d'outre*, que bombé en haut et à droite ; la matité occupe toujours les parties déclives, se déplaçant suivant que l'on fait coucher le malade sur un côté ou l'autre.

Un dernier cas peut se présenter : L'ascite accompagne un kyste hydatique du foie. Le diagnostic pourra être assez difficile. Si le liquide est peu abondant, la palpation et la percussion profonde permettront le plus souvent de reconnaître en un point une résistance et une matité plus grandes. Si on fait alors coucher le malade du côté opposé à cette matité, on verra que le liquide s'étant déplacé, il reste cependant une matité plus grande qu'on aurait pu supposer. Toutefois il faudra encore percuter profondément pour ne pas s'en laisser imposer par la masse intestinale. qui, surnageant sur le liquide aura pris forcément la place de ce dernier et pourrait à première vue masquer la matité hydatique par de la submatité.

Si l'épanchement est très-abondant, le diagnostic par l'examen sera impossible, et il sera de toute nécessité de vider d'abord l'abdomen du liquide ascitique pour reconnaître l'état des organes.

*Maladies des reins*. — Les affections des reins qu'on pourrait confondre avec les kystes hydatiques du foie sont le cancer et l'hydronéphrose.

*Cancer du rein.* — La fluctuation, si elle existe, fera évidemment rejeter le cancer. Nous savons déjà cependant combien cela peut être difficile à reconnaître. (Voir cancer du péritoine.) Mais s'il n'y a pas de fluctuation, ce sera bien autre chose, c'est ce que faisait encore remarquer récemment M. Archambault (1); on se basera sur l'absence d'hématurie, si fréquente au contraire dans le cancer du rein (Rolents, 31 fois sur 59 cas), sur l'absence de douleur et de troubles organiques.

*Hydronéphrose.* — Cette affection pourrait être confondue avec un kyste hydatique du foie, à cause des points de ressemblance assez nombreux qu'elle offre avec ces tumeurs, dont le plus important est la fluctuation. On voit, en effet, quelquefois l'hydronéphrose former une tumeur aussi volumineuse, aussi saillante dans l'hypochondre droit, que dans le cas de tumeur parasitaire du foie. Mais dans ce cas, en faisant mettre le malade sur les coudes et les genoux (Archambault) (2), on trouve dans la région lombaire une saillie qui manque ordinairement au contraire dans l'affection qui nous occupe. Enfin, « cette affection n'est que rarement tout à fait indolente, et on peut dire qu'il est de sa nature de s'accompagner d'une sensation douloureuse plus ou moins accusée. »

*Kyste hydatique du rein.* — Plus rare que celui du foie, il sera reconnu par les mêmes moyens que l'hydronéphrose et par un palper attentif, permettant souvent d'isoler le foie de la tumeur.

*Tumeurs diverses de l'abdomen.* — Nous ne ferons que

(1) Clinique de l'hôpital des Enfants-Malades, 1875.
(2) Loc. cit.

mentionner une erreur de diagnostic assez curieuse, rapportée par M. Desnos. Il s'agissait *d'une boule graisseuse de la région de l'estomac* (?)

*Maladies de la rate.* — Après le rein, la rate est le seul organe qui puisse être une cause d'erreur. Nous ne parlerons pas de l'hypertrophie simple, mais seulement des kystes hydatiques.

*Kystes hydatiques.* — Nous ne croyons pas ce diagnostique possible dans la plupart des cas, ce qu'expliquent facilement les rapports intimes des deux organes, foie et rate. Nous n'en avons vu qu'un cas, c'était cette année chez M. Benjamin Anger. Pendant la vie on se contenta de diagnostiquer un kyste hydatique sans en déterminer le siége. L'autopsie qui vint juger la question permit de constater toute l'importance des difficultés en face desquelles on s'était trouvé. C'était un kyste hydatique de la rate, mais ayant contracté des adhérences solides avec le foie, si bien que les pièces en main il fallait encore un examen attentif et délicat pour se prononcer. Disons du reste que la chose est peu intéressante au point de vue de la conduite à tenir.

Nous arrivons aux affections qui ont leur siége dans le foie. C'est là ce que Frérichs (1) appelle les difficultés de diagnostic dues au foie. Comme lui nous ferons entrer dans ce chapitre les anomalies de situation et de formes de la glande hépatique.

*Anomalies de situation.* — Le foie peut être déplacé par une constriction exagérée. On a vu alors le bord du lobe droit dépasser fortement le rebord inférieur des côtes et

---

(1) Loc. cit.

Magnant.                                                                3

pouvoir même être senti dans la région cæcale, au voisinage de la crête iliaque (2).

Le diagnostic serait aisé si la limite supérieure de l'organe était abaissée en raison du déplacement de la limite inférieure. Mais dans le cas contraire il peut y avoir erreur, et celle-ci sera encore plus facile si cette limite est reportée vers le thorax par suite *d'un allongement général* du diamétre vertical. La scoliose peut produire le même effet.

Il faudra donc toujours avoir ces erreurs possibles présentes à l'esprit et faire le diagnostic par les signes physiques que nous connaissons.

A côté de ces déplacements, il en est d'autres que nous pourrions appeler secondaires, parce qu'ils sont dus à un refoulement par abaissement exagéré du diaphragme. (Emphysème, pleurésie, etc.). Nous ne faisons que les signaler, le déplacement n'étant pas ordinairement suffisant pour qu'il y ait erreur, laquelle serait facilement évitée par un examen complet de l'abdomen et du thorax.

*Anomalies de forme.* — Le foie est assez variable dans sa forme, surtout si aux anomalies congénitales, nous ajoutons celles qui peuvent être accidentelles ou morbides. C'est encore ici la constriction qui joue le principal rôle.

Voici ce que nous trouvons dans le livre de Frérichs : « Dans ce cas une partie du foie se trouve presque séparée du reste de l'organe, et cette séparation a lieu plus ou moins haut suivant le siége de la constriction...

« Le lobe droit forme alors une tumeur mobile, noueuse, dure et grenue, qui peut être confondue avec un produit de formation nouvelle. Du côté du lobe gauche on sent une tumeur plus petite, etc.....»

(2) Frérichs, loc. cit.

On comprend que jusqu'à un certain point il puisse y avoir erreur. On se guidera sur la forme, la consistance de la tumeur, l'absence de fluctuation, et on ne s'en laissera pas imposer par quelques troubles fonctionnels dus simplement à la constriction.

*Maladies du foie.* — Ce sont des tumeurs solides ou liquides.

*Hypertrophie.* — Le diagnostic pourra être difficile, surtout lorsque l'augmentation de volume portera sur le lobe droit. Nous avons vu nous-même, chez M. Mesnet, un cas d'hypertrophie simple, dont le diagnostic resta incertain. Le foie descendait jusque dans la fosse iliaque qu'il remplissait. Le malade ayant succombé à une autre affection, l'autopsie nous expliqua la matité observée durant la vie. On pourra, si un cas semblable se présentait, baser son diagnostic sur l'absence de fluctuation et de frémissement, et surtout de troubles fonctionnels, qui font alors généralement défaut. Du reste, ces cas sont assez rares, le plus souvent l'hypertrophie sera symptomatique (affection cardiaque, etc), ou bien idiopathique, mais liée à une cause accidentelle, dont on pourra connaître la nature.

*Foie syphilitique.* — Nous n'aurions peut-être pas songé à parler de cette affection, si nous n'avions trouvé dans nos recherches deux observations où l'erreur fut commise. Frérichs (1) rapporte un fait intéressant à ce sujet.

Il s'agissait d'une malade âgée de 38 ans, et traitée déjà plusieurs fois pour une syphilis secondaire et tertiaire. On constatait (15 janvier 1855), une tuméfaction considérable

(1) Loc. cit., p. 55.

du foie et de la rate. — « A droite matité depuis la première côte, jusqu'à 0,03 au-dessus de l'ombilic. . . . . . Sur les tibia on trouvait des gonflements de nature syphilitique douloureux surtout la nuit. Le voile du palais présentait des cicatrices d'ancienne date. On diagnostiqua une dégénérescence lardacée du foie et de la rate, *de nature syphilitique* et *on prescrivit de l'iodure de fer avec un thé diurétique.* » Comme autres symptômes, signalons de la dyspnée, des signes de périhépatite, « qui disparaissait soit spontanément, soit sous l'influence de cataplasmes. » Enfin presque tous les mois, il y avait des hémorrhagies nasales. Ce ne fut qu'en 1856 que la fluctuation se manifesta et encore — « *la nature du liquide était douteuse.* Etait-ce de la sérosité enkystée entre le foie et la paroi abdominale dans les mailles de fausses membranes, formées par des périhépatites successives ? Etait-ce le pus d'un exsudat pleurétique descendant à travers le diaphragme, ou un abcès du foie — ou enfin le contenu clair et aqueux d'une poche d'échinocoques ? »

Ainsi ce n'est qu'après plus d'un an que l'on commence à soupçonner la nature de l'affection, et le 8 juin une ponction exploratrice confirme le diagnostic. A ce premier fait, nous en joindrons un deuxième. Il s'agit d'un malade, qui fut soigné en 1871, à Saint-Louis pour une syphilis des plus manifestes, et chez lequel un kyste hydatique du foie fut encore pris pour une affection syphilitique. Ce malade étant entré en 1872 à la Pitié, dans le service de M. Lancereaux, l'erreur fut reconnue.

Nous ne faisons que signaler ces faits, et nous croyons qu'un examen attentif est seul capable d'éviter semblable erreur. Il ne faut pas, parce qu'un individu est syphilitique, voir partout de la syphilis.

*Tumeurs adénoïdes.* — Ces tumeurs ont été quelquefois confondues avec des kystes hydatiques du foie, mais il s'agissait le plus souvent de kystes multiloculaires, c'est ce qui arriva dans une observation rapportée par Frérichs.(1) La ponction ayant été sans résultat, on reconnut l'erreur. Nous croyons que les kystes simples les seuls dont nous nous occupions, diffèrent trop de cette affection, pour qu'il y ait lieu de se tromper.

*Carcinôme.* — Le cancer du foie ne semble guère pouvoir être confondu avec les kystes hydatiques. Ces deux affections sont au point de vue symptomatique en opposition presque complète. Tandis que le cancer, affection à marche assez rapide, fait sentir de bonne heure son influence à tout l'organisme, le kyste au contraire « laisse l'économie indifférente jusqu'au moment où son volume est énorme, et où des compressions. ruptures, inflammations viennent troubler l'évolution lente et bénigne des symptômes. » (J. Simon.) (1).

De plus, le cancer a encore pour lui sa configuration irrégulière et bosselée, ses douleurs ordinairement assez vives, et enfin son ictère précoce. Si nous y joignons les signes fournis par l'exploration, nous trouvons encore la fermeté, la dureté et la sensibilité sans fluctuation, et non plus la tumeur globuleuse, insensible ou sensible de temps en temps, la tumeur fluctuante, qui constitue le kyste.

Restent cependant ces cancers mous et volumineux, qui donnent quelquefois au toucher la sensation de fluctuation, même plus manifeste que dans certains kystes. Dans un cas rapporté par Frérichs (1), l'erreur fut commise. Il s'agis-

(1) Loc. cit , p. 563.
(1) Loc. cit.

sait d'une tumeur de l'hypochondre droit, sensible à la pression. On diagnostiqua un cancer à cause de la sensibilité constante et de l'apparence cachectique du malade. Frérich et Langenbeck évitèrent l'erreur en se basant sur la fluctuation, la forme globuleuse de la tumeur, et la *longue durée* de la maladie. La ponction justifia le diagnostic.

Toutes ces tumeurs sont solides ; il en est d'autres qui offrent encore un autre caractère commun avec les kystes ce sont les tumeurs liquides, hydropisie de la vésicule biliaire et abcès du foie.

*Hydropisie de la vésicule biliaire.* — Les signes qui servent au diagnostic sont les uns physiques et tirés de la forme de la tumeur, etc., — les autres fonctionnels liés à la cause qui l'a produite.

La vésicule biliaire distendue par de la bile est pyriforme et fuit sous la pression ; elle n'a pas la base large, l'implantation profonde du kyste hépatique. On ne pourrait guère la confondre qu'avec cette variété assez rare d'échinocoques pediculés, formant « des appendices mobiles allongés, comme une vésicule biliaire très-développée. » L'hydropisie de la vésicule n'est pas spontanée. Elle est due le plus habituellement à des calculs ayant obstrué les voies biliaires ; c'est un des accidents de la lithiase ; aussi trouve-t-on pour se guider un ictère intense, des coliques repétées, etc. Rien de semblable dans le kyste. L'ictère assez rare est surtout tardif : la douleur souvent nulle et toujours sourde et intermittente n'est pas comparable aux douleurs atroces que provoquent les calculs.

*Abcès de foie.* — Outre que ces abcès ne sont pas ordinairement idiopathiques dans nos climats, et ont le plus souvent leur étiologie particulière, facile à reconnaître, ils n'ont d'autre part aucun signe fonctionnel qui puisse les faire confondre avec le kyste hydatique simple, non compliqué. Nous renvoyons leur diagnostic au moment où nous parlerons des kystes suppurés.

Le diagnostic kyste du foie ainsi posé, il faudrait encore reconnaître s'il est séreux ou hydatique. Or, le kyste séreux est rare, bien plus que le kyste parasitaire; de plus sa symptomatologie est encore plus obscure que celle de ce dernier. Enfin, comme a dit M. Jaccoud (1), il aime ordinairement à se cacher, et se développe surtout à la face convexe. — Voilà bien des raisons pour ne pas insister, mais la principale est certainement le peu d'importance qu'il en résulte pour le traitement.

Tous les faits que nous venons de passer en revue, se rapportent aux kystes se développant à la face concave du foie. Mais, il en est d'autres, qui se développant par en haut, peuvent simuler une affection de la cavité thoracique. C'est de ceux là que nous allons maintenant nous occuper.

*Kystes de la face convexe du foie et épanchements pleuraux.* — Les kystes, qui se développent à la face convexe du foie, refoulent en bas cet organe et les intestins, en haut le diaphragme ; on les a vus remonter jusqu'à la deuxième côte, et jusqu'à la clavicule. Le diaphragme peut être intact, ou bien cédant en un point, livrer passage à la tumeur, qui se glissant entre les faisceaux musculaires prend domicile en partie dans le thorax. Quoi qu'il en soit, pour l'un et l'autre cas l'affection présente tous les signes des épanchements pleuraux; aussi quelle difficulté dans le diagnostic !

(1) Loc. cit.

Ici il ne faut plus rien demander à la symptomatologie fonctionnelle ; celle-ci loin d'aider ne peut qu'embrouiller la question, et il est certain qu'à ne prendre que la dyspnée on croirait plutôt à une pleurésie, qu'à un kyste hydatique du foie.

Le fait se présentait récemment encore dans le service de M. Mesnet. Il s'agissait d'un malade âgé de 35 ans environ qui était entré pour une pleurésie ? Tel était le diagnostic porté en ville. En effet, nous constations à son entrée, une gêne respiratoire assez marquée, un peu de toux sans expectoration, pas de fièvre. Passant à l'examen du thorax, nous constations encore une voussure remarquable du côté droit, et une matité considérable s'étendant en avant jusqu'à la deuxième ou troisième côte. En arrière, elle était moins élevée, n'atteignant guère que le 1/3 moyen de la hauteur de la poitrine. A ce niveau pas de murmure vésiculaire, plus haut de la respiration soufflante, pas d'égophonie. Avions-nous à diagnostiquer une pleurésie ? Ce fut notre première idée. Toutefois, il nous semblait extraordinaire que la matité fût aussi élevée en avant, et au contraire moindre en arrière ; or dans une pleurésie, c'est ordinairement le contraire que l'on observe, Etait-ce donc encore une pleurésie enkystée ? Et pourquoi ? N'aimant pas du reste dans nos diagnostics à nous arrêter de suite aux raretés, il nous restait à examiner l'état du foie. Voici ce que nous trouvions. — Cet organe était notablement abaissé, refoulant en bas et en avant la masse intestinale. Sa matité débordait en bas d'environ trois travers de doigt les dernières fausses côtes, du côté droit, tandis qu'à gauche on retrouvait la sonorité stomachale assez notablement exagérée. Du reste pas de douleur, pas de sensibilité à la pression, pas de bosselures, mais la surface lisse du foie, Rien de ce côté ne pouvait faire reconnaître l'existence d'un kyste. Malgré cela et à cause du peu de souffrances ressenties par le malade, qui n'accusait qu'un peu d'essoufflement, surtout quand il marchait vite, et affirmait n'avoir éprouvé récemment aucun accident, n'avoir eu ni point de côté, ni fièvre, à cause surtout du siége de l'épanchement, nous étions porté à diagnostiquer un kyste hydatique du foie. Etait-il ou non compliqué de pleurésie, nous ne pouvions le dire. M. Mesnet, ayant vu le malade, fit les mêmes réserves, étant assez peu disposé à croire à une pleurésie. Les faits ont semblé nous donner raison. En effet, l'état ne tarda pas à s'améliorer. L'étouffement disparut et le malade quinze jours plus tard, quittait l'hôpital se croyant guéri. L'examen du thorax répété à plusieurs reprises n'avait rien appris de nouveau. Le jour du départ de cet homme, on constatait la même tuméfaction de l'hypochondre, la même matité inférieurement, mais en haut celle-ci semblait avoir diminué et n'atteignait plus guère que la troisième ou quatrième côte en avant. Que pouvionsnous conclure? Notre idée était que nous avions eu à faire à un kyste hydatique du foie, développé à la face convexe, et ayant donné lieu à un léger épanchement. Cet accident disparu, le calme s'était refait. Ce calme, parfaitement compatible avec un kyste, l'eût-il été autant avec un épanchement aussi considérable. Nous ne le croyons pas.

C'est donc à l'exploration directe, et aux signes physiques qu'elle fournit qu'il faut s'adresser, et surtout à la matité, à son siége, à sa forme, etc. Pour Frérichs; Trousseau, il n'y a pas de meilleur signe. Pour Trousseau, on doit se guider sur la circonscription de la matité, en un point ou un autre. Cette localisation ne pourrait annoncer qu'une pleurésie enkystée, affection du reste rare. — De plus, cette pleurésie ne s'accompagnerait jamais d'une dilatation globuleuse du thorax, comme cela s'observe au contraire dans les kystes hydatiques du foie. C'est ce que nous avons eu l'heureuse chance de pouvoir observer dans le fait que nous venons de rapporter. Pour Frérichs, « le meilleur moyen d'éviter l'erreur, est de tracer avec soin la ligne supérieure de la matité, dans toute son étendue. Cette ligne se présenterait dans le cas de tumeur échinocoque sous forme d'un arc ascendant, dont les points déclives seraient à la colonne vertébrale et au sternum, tandis que le point le plus élevé serait placé dans l'aisselle. Or, on sait que rien de semblable ne se passe, dans le cas d'épanchement pleural. Ici le point le plus élevé est en arrière, et le plus bas en avant, ces deux points étant réunis par une ligne régulièrement descendante, de façon que la surface de l'épanchement représente un segment de cône, regardant en haut et en avant. La percussion devra être répétée à plusieurs reprises, et dans diverses positions du malade. Quant au diagnostic, dans le cas où il y aura réellement en même temps pleurésie et kyste hydatique, nous le croyons impossible. — Tout au plus pourra-t-on faire des réserves, lorsque quelques phénomènes aigus seront survenus récemment, toux fréquente, points de côté, dyspnée, fièvre, etc. Mais le plus souvent, comme chez le malade de M. Mesnet, ce sera la marche de l'affection, qui pourra au lieu de certitude absolue, apporter quelques probabilités.

Nous avons étudié jusqu'à présent le diagnostic du kyste hydatique du foie en dehors de toute complication, il nous faut parler maintenant du diagnostic du kyste compliqué et surtout suppuré.

*Diagnostic du Kyste compliqué.* — Nous ne parlerons pas des complications, qui comme l'ictère, l'ascite, les troubles circulatoires de la veine cave inférieure, peuvent à un certain moment de l'évolution de la tumeur, venir en obscurcir la symptomatologie. Ce sont du reste moins des complications que des symptômes tardifs. Quant à ce qui est de la pleurésie comme complication, nous en avons parlé, nous n'y reviendrons pas.

Nous voulons seulement parler de deux phénomènes, qui survenant dans le cours de l'affection, peuvent tellement en changer les caractères, qu'à eux seuls, ils modifient considérablement le diagnostic et le pronostic. Ce sont la rupture et l'inflammation aboutissant à la suppuration. Ce diagnostic pourra du reste être à faire dans deux circonstances. Ou bien le kyste sera déjà reconnu, et il n'y aura plus qu'à diagnostiquer la complication, ou bien le kyste n'aura pas été encore diagnostiqué, et la complication pourra absolument changer la physionomie habituelle de l'affection.

*Rupture.* — Les kystes hydatiques du foie peuvent se rompre spontanément, ou ce qui est plus fréquent à la suite d'une contusion, d'une violence quelconque exercée sur la tumeur, ou d'une exploration maladroite. Cette rupture peut se faire au-dehors, ce qui est le cas le plus heureux, ou dans la cavité abdominale, ou enfin dans un organe voisin, soit abdominal, soit thoracique. On comprend que les phénomènes varieront suivant le siége de la rupture.

Si le kyste était diagnostiqué, la rupture coïncidant avec un affaissement de la tumeur sera facilement reconnue. Le siége sera également indiqué par l'apparition de signes spéciaux. Une péritonite suraiguë survenant tout à coup dans ces conditions annoncera la pénétration du contenu du kyste dans le péritoine. L'ouverture dans l'intestin ou l'estomac se reconnaîtra à la présence dans les selles des poches hydatiques et du liquide, ou à leur rejet par vomissements. Mais il est bon de savoir que dans le deuxième cas, les vomissements peuvent manquer. Il y a alors dans les deux cas, selles renfermant des poches acéphalocystiques. Cependant il serait bon de savoir au juste si c'est dans l'estomac ou l'intestin que s'est faite l'ouverture. Le pronostic y est intéressé, la perforation de l'estomac ne pardonnant guère, celle au contraire de l'intestin aboutissant ordinairement à la guérison. (Cadet de Gassicourt.) (1)

Il en est de même de la rupture dans les bronches, qui se reconnaîtra au rejet immédiat du contenu du kyste, sous forme de vomique. M. Cadet de Gassicourt faisant observer avec raison (2) qu'il serait intéressant dans ce cas, de savoir si la plèvre est ou n'est pas intéressée, c'est-à-dire remplie de débris du kyste, donne les moyens de diagnostic suivants : « Quand le kyste s'ouvre dans la plèvre et consécutivement dans les poumons, il y a passage de l'air dans la cavité pleurale et formation d'un hydropneumothorax, avec ses signes propres. Ces signes ne se mesurent qu'en haut et en avant vers la 3ᵉ ou la 4ᵉ côte, puisque le liquide a d'abord refoulé le poumon en haut et en avant. Mais quand le kyste s'est ouvert primitivement dans le poumon, les signes stéthoscopiques : résonnance de la voix, bruits amphoriques, gargouillement, deviennent énormes et s'entendent même quelquefois jusque dans la région du foie au-dessous des fausses côtes. Eh bien ! il est irrationnel que dans un épanchement pleural avec fistule pulmonaire l'air traverse toute la masse du liquide interposée entre lui et le foyer hépatique pour y venir produire des bruits amphoriques et de gargouillement. »

L'ouverture au dehors est trop simple à reconnaître pour

(1) Thèse.
(2) Loc. cit.

que nous nous y arrêtions. Il n'en est plus de même dans quelques autres cas de rupture. Ainsi l'ouverture dans le péricarde, amenant une péricardite suraiguë, l'ouverture dans la veine cave inférieure (obs. de Frérichs) amenant la mort, ne s'accuseront que par des troubles cardiaques et une asphyxie rapide. Mais dans ce cas, la mort, résultat fatal de la complication, sera si prompte, que le diagnostic n'aura souvent pas le temps d'être fait. De même pour la rupture dans les veines sus-hépatiques, le plus souvent méconnue, et ne s'annonçant que par des signes d'infection générale, pouvant aussi se rapporter à d'autres complications, (inflammation, etc.) Ce sera encore l'affaissement de la tumeur, qui sera le meilleur signe.

La rupture dans les voies biliaires, pourra être méconnue. Dans un cas de ce genre, rapporté par M. Cadet de Gassicourt, (1) un kyste méconnu s'était ouvert dans les voies biliaires, et avait amené une obstruction du canal cholédoque. Le malade succomba à une intoxication bilieuse, après avoir présenté des symptômes tels, (ictère, vomissements, épistaxis abondantes), que l'on avait cru à un ictère grave essentiel.

Toutefois le plus souvent l'apparition d'un ictère intense précédé de douleurs ordinairement vives, et même de véritables coliques hépatiques, en même temps qu'un affaissement de la tumeur, permettront le diagnostic. Celui-ci deviendra certain, si à la suite de ces symptômes, on trouve dans les selles une ou plusieurs poches hydatiques.

L'ouverture dans la plèvre sera peut-être de toutes les ruptures la plus difficile à reconnaître. Cependant si une tumeur de ce genre, précédemment très-bien reconnue et délimitée, vient tout à coup à diminuer, en même temps que se déve-

(1) Loc. cit.

loppent tous les signes d'une pleurésie saraiguë, il n'y aura
pas à se tromper. Si maintenant le poumon s'enflammant
et s'ulcérant, il s'établit ultérieurement un pneumathorax,
l'apparition des poches dans l'expectoration, ne laissera plus
de doute. (Voir précédemment).

Quoi qu'il en soit encore, il faudra toujours réserver avec
soin son diagnostic; lorsqu'on verra les phénomènes tho-
raciques acquérir une grande intensité, en même temps
que surviendra une vive douleur, surtout si celle-ci s'irra-
die dans l'hypochondre et l'épaule du côté où existait la tumeur. Mais aucun de ces signes n'a par lui-même une
grande valeur, nous en dirons autant de la paralysie du
diaphragme, qui n'en a pas davantage, se rencontreront
aussi bien dans d'autres affections. Ce diagnostic serait
d'autant plus urgent que loin de contrindiquer l'opération,
un semblable accident doit au contraire être un motif puissant pour agir, et surtout pour agir vite.

Nous avons jusqu'à présent supposé le kyste hydatique
du foie reconnu. Mais il peut en être autrement, le diagnostic devient alors en général des plus difficiles.

Chaque fois que le contenu du kyste se sera frayé une
voie au dehors, soit par la paroi abdominale, soit par le
tube digestif, soit par les voies respiratoires, rien de plus
facile. Mais si au contraire le contenu s'est vidé en dedans,
comment reconnaître qu'on a affaire à un kyste?

Supposons une péritonite suraiguë, une pleurésie, une
péricardite, survenant tout à coup, comment se prononcer?
Dans ces cas on ne pourra guère se guider que par un examen
attentif, rendu souvent très-pénible par l'état du malade;
on y joindra une étude des commémoratifs; enfin on procédera par exclusion. Les signes fournis par ces divers moyens,
pourront quelquefois éclairer la situation, mais d'autres
fois, il faudra avouer son impuissance.

*Inflammation et suppuration du Kyste et du tissu hépati-*
*que.* — Ces complications peuvent encore être spontanées
ou bien survenues à la suite d'accidents, coutusions, chutes,
traumatisme chirurgical, etc. Comme pour la rupture, le
diagnostic de la nouvelle phase dans laquelle est entrée
l'affection, sera différent, suivant qu'on aura diagnostiqué
ou non le kyste hydatique du foie. Si ce diagnostic a été
fait, l'inflammation, qu'elle siége dans le foie ou dans le
kyste, s'annonce par ses symptômes habituels, fièvre, élé-
vation de température, fréquence du pouls, douleurs vives
dans l'hypochondre, qui devient très-sensible au toucher.
Souvent même des vomissements annonceront que l'inflammation s'est étendue à la séreuse péritonéale. S'il y a
suppuration, à ces signes se joindront des frissons, un fa-
cies spécial, enfin rapidement des signes d'hecticité.

Tels sont d'une façon générale les signes qui annoncent
cette forme de complication. Le diagnostic sera relative-
ment aisé. Quant à en localiser le siége, ce sera plus difficile. Toutefois un ictère intense, avec des douleurs vives
au niveau du foie, seront des signes probables de l'inflammation du parenchyme. En même temps les symptômes
généraux seront ordinairement plus accusés. La phlébite
s'annoncera surtout par des signes d'infection purulente.
Enfin s'il se fait un abcès du foie, l'apparition d'une nouvelle tumeur molle, fluctuante et douloureuse, là où il
n'y avait rien auparavant, pourra mettre sur la voie du
diagnostic. Au contraire le plus souvent la suppuration du
kyste procédera plus sourdement, surtout si on n'a pas
encore tenté d'opération. Une douleur un peu plus vive,
quelques frissons seront souvent tout ce qu'on observera.
Lorsque la suppuration succède à un traumatisme chirurgical, elle peut être accompagnée de phénomènes locaux et
généraux intenses. Il n'y a pas alors d'erreur possible. Mais

d'autres fois la symptomatologie est plus obscure. On reconnaîtra cependant assez aisément cette complication aux troubles qui surviendront, douleurs, frissons, fièvre le soir, etc. Il faudra du reste avoir souvent à l'esprit, (ce que nous allons bientôt faire voir,) combien est fréquente la suppuration dans ces circonstances.

Le diagnostic est bien autrement pénible, quand il s'agit de reconnaître d'emblée un kyste hydatique du foie enflammé ou accompagné d'hépatite, alors que rien n'avait fait jusqu'alors soupçonner la maladie.

Dans un cas semblable, on a pu croire à une fièvre typhoïde. Ce fait est assez intéressant pour que nous le résumions ici. Il a été communiqué à la Société médicale des hôpitaux, le 27 novembre 1876, par M. Dumontpallier.

Il s'agissait d'un jeune homme, fils d'un médecin, présentant de l'anorexie, de la fièvre, des signes évidents d'infection putride. En présence de ces accidents, on crut à une fièvr typhoïde. M. Dumontpallier toutefois trouvant les signes de cette affection fort incomplets et constatant dans l'hypochondre droit une tuméfaction, pensa à un kyste hydatique du foie en pleine suppuration, et à de l'infection putride.

Une ponction capillaire ne donna issue à aucun liquide, s'étant obstruée la canule par un peloton gélatineux d'une odeur infecte. M. Dolbeau ayant vu le malade, confirma le diagnostic. On fit la ponction avec un trocart à hydrocèle, on laissa la sonde à demeure pendant dix jours. Le malade guérit. En 1871, M. Dumontpallier revit le malde, la guérison était complète, la cicatrice mobile, et le foie revenu à son volume normal. Même état en 1874.

Nous ne croyons pas que dans des cas semblables, il y aurait autre chose à faire, que ce que fit M. Dumontpallier, c'est-à-dire un examen attentif. Savoir une telle erreur possible, c'est être à même de l'éviter.

On a plus souvent pris un kyste suppuré pour un abcès du foie, même pour un abcès de la fosse iliaque, ou enfin pour une pleurésie purulente.

L'abcès du foie idiopathique est rare dans nos climats. Le plus souvent symptomatique, il est alors accompagné des symptômes de l'affection primitive, calculs biliaires, dysentéries, pyoémie, etc. D'autres fois cependant la cause étant une contusion, il pourrait y avoir erreur; on pourrait aussi bien croire à un abcès du foie qu'à un kyste suppuré. Nous croyons qu'on aura bien peu de chance d'éviter l'erreur, si on ne trouve pas dans les antécédents des signes tout au moins probables d'une affection hydatique. C'est dans ces cas que les commémoratifs, les habitudes des ma-lades ont pu être d'un grand secours. Enfin l'intensité, la marche rapide de l'affection, seront plus en faveur d'un abcès. Au contraire un état subaigu, et surtout une mar-che presque intermittente, indiqueront plutôt un kyste suppuré. Enfin la déformation du thorax, la matité seront moindres le plus souvent dans le cas d'abcès.

Reste notre dernier diagnostic. Comment savoir si on a affaire à un kyste suppuré ou à une pleurésie purulente?

Nous avons déjà dit ce que nous pensions du diagnostic entre le kyste et l'épanchement pleural; le premier point admis, nous est-il possible de donner ici quelques renseigne-ments complémentaires capables d'élucider la question. M. Moutard-Martin (1) a tout particulièrement attiré l'at-tention sur ce point. Il a fait remarquer avec soin la forme spéciale que prend fréquemment la base du thorax dans les cas de pleurésie purulente. Elle devient bombée dans une étendue variable, pour reprendre brusquement sa forme en laissant au point où cesse la dilatation une dépres-

(1) La pleurésie purulente et son traitement, 1872.
Magnant.                                           4

sion angulaire... Dans toute l'étendue où existe la voussure, la matité est complète, cessant brusquement au-dessus de la dépression : de même pour les bruits respiratoires qui reparaissent au même point, étant ordinairement nuls au-dessous.

« Ces cas sont intéressants à étudier, car souvent on peut se demander si l'on a affaire à un épanchement thoracique ou à une tumeur du foie par exemple, qui refoulant le diaphragme en haut, viendrait occuper une partie de l'espace destiné au poumon. En pareil cas, les erreurs de diagnostic ne sont pas rares, et maintes fois on est tombé sur des kystes hydatiques du foie, croyant avoir affaire à des pleuré-sies enkystées et réciproquement l'abaissement du foie, la matité élevée dans le thorax et cessant brusquement, la voussure nettement limitée, ont fait croire à des kystes du foie, alors qu'il existait seulement un épanchement séreux ou purulent enkysté dans la plèvre. » (1)

Le diagnostic est donc reconnu chose difficile, souvent même impossible. Nous ajouterons à ce que nous avons dit précédemment, comme signe utile au diagnostic, l'œdème de la paroi thoracique. Ce signe, quand il existe, permet de reconnaître la maladie, presque avec certitude. Malheureusement il manque souvent, et dans ces cas, il ne reste plus guère que l'exploration avec le trocart, qui puisse assurer le diagnostic.

Cette ponction, que l'on trouve partout signalée comme un moyen si commode, permet en effet de juger aisément de la nature de l'affection, en mettant à même de juger des caractères du liquide évacué. Nous en parlerons à propos du traitement par la ponction.

(1) Loc. cit., p. 52.

## Deuxième Partie.

## TRAITEMENT

Le traitement des kystes hydatiques du foie est médical ou chirurgical. Par le premier on cherche à tuer les hydatides, espérant obtenir ultérieurement la rétraction du kyste. Par le second on évacue au dehors soit le liquide seul, soit avec le liquide les poches hydatiques, espérant encore la rétraction de la tumeur. Quoi qu'il en soit dans l'un et l'autre cas, on cherche à imiter la nature, la guérison spontanée se faisant de ces deux manières.

*Traitement médical.* — Nous dirons peu de chose de ce traitement à peu près abandonné aujourd'hui, et qui n'est bien souvent qu'une abstention déguisée. Par ce traitement on se proposait d'introduire dans le sang par absorption des substances médicamenteuses, capables en arrivant jusqu'au kyste d'amener la mort des échinocoques. Proclamée par les uns, rejetée par les autres, cette méthode était basée sur ce que les kystes étant vasculaires étaient capables d'absorber. Mais s'il est vrai que la majorité des kystes soit vasculaire, il n'est pas aussi clairement démontré qu'ils puissent être influencés par les médicaments. Et ce fait même serait-il admis qu'il faudrait encore savoir quelles substances peuvent tuer les échinocoques. Il suffit de voir combien sont nombreux les spécifiques vantés, pour se faire une idée de l'obscurité qui couvre encore la thérapeutique de ces affections, nous ne ferons que citer les principaux. Ce sont : le calomel (Baumès), le chlorure de sodium (Laennec), l'huile empyreumatique, le pétrole (Chabert), l'iodure de potassium (Hawkins, Jaccoud), les frictions mercurielles sur le ventre jusqu'à salivation, le Kousso, la teinture de Kamala (Hjaltelin) 1869. Ce dernier est un vermifuge, que l'on administre à l'intérieur et pendant un certain temps à la dose de 10 grammes par jour. Les Anglais prétendent guérir ainsi (dans les Indes) les kystes hydatiques.

Il n'y a plus guère aujourd'hui que l'iodure de potassium qui jouisse d'un reste de faveur. Contrairement à Frérichs, Murchinson, etc., M. Jaccoud s'en déclare hautement partisan (1), tout au moins à titre d'adjuvant au traitement et nous ne croyons pouvoir mieux faire que de donner la parole au savant professeur.

« Le but qu'on se propose en administrant l'iodure de potassium, est une action directe sur les vers contenus dans le kyste : s'il n'a pas encore été vidé, l'iodure tuerait les parasites et provoquerait ainsi la transformation dense, qui est le mode de guérison spontanée. Si la tumeur a été évacuée, la mort des échinocoques préviendrait la reproduction du liquide et transformerait ainsi la guérison temporaire qui suit la ponction en une guérison définitive. Pour que ces présomptions soient justes, il faut évidemment que l'iodure potassique pénètre par absorption dans l'intérieur du kyste. Dans les cas que je viens de vous signaler (Murchinson, Frérichs), l'analyse a prouvé que le liquide kystique ne contenait pas trace de ce sel, quoique les malades en eussent absorbé pendant longtemps des doses considérables ; on a fait remarquer à ce sujet que ce résultat négatif était la conséquence naturelle du défaut de vascularisation dans les parois du kyste et que la médication

(1) Loc. cit.

par l'iodure était par là jugée une fois pour toutes. Je ne crois pas que ces faits, fort peu nombreux d'ailleurs aient une portée aussi générale ; que l'iodure ait manqué dans ces cas là, cela n'est pas douteux ; mais qu'il doive toujours manquer, c'est autre chose et cette réserve, moi aussi, je la fonde sur l'anatomie pathologique. »

Après avoir dit que des kystes les uns sont fibreux, les autres, au contraire, parfaitement vasculaires, M. Jaccoud ajoute : « Il est donc bien démontré que l'absence de la vascularisation dans la paroi n'est pas un fait constant, d'où il résulte que l'argument qu'on en a voulu tirer contre l'administration de l'iodure de potassium, n'a qu'une valeur relative et non pas une application générale ; c'est déjà là une raison pour ne pas renoncer prématurément à une médication, qui ne peut d'ailleurs pas être nuisible ; de plus on ne peut faire abstraction des faits, et les observations de Hawkins et de Heckford établissent pour quelques cas l'efficacité du traitement; moi-même, j'ai vu à la Maison municipale de santé, un homme d'une trentaine d'années guérir de son kyste dans le cours de cette médication ; la tumeur superficielle et siégeant dans la partie inférieure du lobe gauche était parfaitement accessible à la palpation et à la percussion, et nous avons pu en suivre le retrait jour par jour jusqu'au moment où elle fut réduite à une petite tubérosité dure dont la solidité et le volume démontraient une guérison complète. On pourra objecter à ce fait comme à ceux de Hawkins et Heckford l'hypothèse de la coïncidence ; à cela je n'ai rien à répondre, si ce n'est que dans tous les cas où les symptômes ne sont pas assez sérieux pour imposer une intervention immédiate, je donne, et je donnerai l'iodure de potassium pendant six semaines ou deux mois, avant de me décider à une intervention plus directe. »

Cette conclusion est acceptée par M. Desnos, dans le *Bulletin de thérapeutique générale* (1875), p. 68. On pourra encore donner l'iodure de potassium comme complément de traitement dans les cas où on aura eu recours à la ponction.

Un autre mode de traitement, conseillé jadis par Cruveilhier, encore plus médical que chirurgical, consiste à piquer les kystes à l'aide de longues aiguilles enfoncées profondément et promenées dans la tumeur. C'est l'acupuncture qui, malgré ses succès, est aujourd'hui absolument délaissée en France du moins, car en Islande quelques médecins l'emploient encore. Chez nous on ne s'en sert plus guère que pour obtenir des adhérences, comme le faisait Trousseau, et encore ce procédé est-il peu en faveur.

Un dernier procédé, toujours plus médical que chirurgical, de date plus récente, est celui de M. le D^r Thorarensen, médecin du canton de l'est de l'Irlande. Ce procédé consiste aussi dans l'introduction de longues et fines aiguilles d'acier ; mais il diffère du précédent en ce que l'acupuncture est complétée par l'électrolyse.

Les aiguilles doivent être enfoncées obliquement et mises en communication avec une pile électrique, dont les fortes décharges vont tuer les acéphalocystes.

Dans la première expérience, le succès fut prompt et complet : la tumeur s'affaissa peu à peu et les hydatides probablement résorbées ne reparurent plus. (1).

D'autres faits sont dus à Hilson Fagge et Cooper Forster. En 1870, MM. Fagge et Durham ont exposé leur méthode devant la Société médico-chirurgicale de Londres. Ce procédé offre quelques différences avec le précédent, et nous en empruntons le compte-rendu aux cliniques de M. Jaccoud.

(1) Guérault. Soc. de chir., 1857, t. VII.

Deux aiguilles dorées sont plongées dans la tumeur à une petite distance l'une de l'autre, de manière que dans le kyste les pointes puissent arriver au contact, et qu'on ait la certitude que les deux aiguilles ont bien pénétré dans le liquide ; les têtes des aiguilles sont mises en commun en rapport avec le pôle négatif d'une batterie de Daniel de dix éléments : le pôle positif terminé par une éponge humide est placé sur la paroi abdominale, puis on laisse passer le courant pendant 10 à 20 minutes.

Le plus souvent dès que l'opération est finie, on peut constater que la tumeur est plus molle et plus flasque, et elle diminue dès lors rapidement de volume ; quelquefois cependant la rétraction est plus lente.

Quelquefois, lors du passage du courant, on constate un gonflement de la région et une crépitation gazeuse, attribuée par Fagge et Durham au dégagement de l'hydrogène, par suite de décomposition du liquide. Cooper Forster n'a pas observé ce phénomène.

Les auteurs de ce procédé ont préféré deux aiguilles à une seule pour pouvoir s'assurer en joignant les pointes de l'état du contenu et augmenter la surface d'action de l'électricité.

Ce procédé nous semble fort simple et bien digne d'être étudié. Nous ne croyons pas qu'il ait été employé en France. C'est donc à l'avenir de prononcer.

*Traitement chirurgical.* — Le traitement chirurgical était encore inconnu au commencement du XIXe siècle. Lassus, dans le Journal de Corvisart, critiquait sévèrement l'ouverture artificielle comme une absurdité, ne se doutant guère que, quelques années plus tard, Récamier allait publier quelques guérisons obtenues par son procédé. Dès lors, la voie était ouverte, et les chirurgiens s'y engageaient, les uns hardiment, les autres avec plus de réserve, apportant chacun leur perfectionnement ou, du moins, les modifications qui leur semblaient, souvent à tort, un perfectionnement. Le traitement des abcès du foie servait, du reste, le plus souvent de base au traitement chirurgical des kystes hydatiques. Malgré des succès assez vite nombreux, ces procédés effrayaient cependant beaucoup les médecins, moins hardis que les chirurgiens. On chercha alors des méthodes moins dangereuses et on crut les avoir trouvées dans les ponctions qui ne tardèrent pas à se multiplier. Comme toujours, ce qui est nouveau est beau. On crut avoir trouvé le traitement radical des kystes hydatiques du foie. Les succès furent rapportés avec enthousiasmo ; malheureusement, souvent ils ne furent que passagers. Les insuccès furent aussi souvent passés sous silence. Bientôt les discussions devinrent vives. Deux noms se rattachent particulièrement à ces discussions, parce qu'ils représentent deux méthodes différentes, ce sont ceux de MM. Boinet et Dieulafoy.

Depuis, l'étude des kystes hydatiques a, pour ainsi dire, été sans cesse à l'ordre du jour. Les observations se sont multipliées. Ce sont ces faits que nous résumons à la fin de notre travail; ce sont eux que nous avons mis à contribution : c'est d'eux que nous espérons tirer des conclusions, laissant absolument tout parti-pris de côté.

Mais, avant d'entrer dans l'étude des divers procédés opératoires employés, nous allons d'abord répondre aux deux questions suivantes : Doit-on intervenir ? Quand doit-on le faire ?

En présence des dangers que fait naître le traitement chirurgical, on s'est souvent demandé s'il fallait intervenir et s'il n'y avait pas plus d'avantage pour le malade à garder sa tumeur. Nous croyons être de l'avis de la majorité de nos maîtres en combattant cette idée. Il suffit de se rappeler de combien de dangers est entouré un malade atteint d'un kyste hydatique du foie, combien de complications peuvent survenir. D'un autre côté, les statistiques, en nous montrant que la durée moyenne de ces tumeurs n'est que de trois à cinq années, ne nous laissent guère d'illusion. Il est vrai que des kystes ont pu durer impunément quinze, vingt, trente ans; il est vrai encore que quelques-uns guérissent spontanément. Mais à côté de ces cas heureux, combien d'autres évoluent en dix-huit mois, deux ans au plus, arrivant rapidement à une terminaison fatale. Il est certain que si le médecin pouvait, et d'une façon sûre, prévoir la marche et la terminaison de l'affection, sa conduite serait tout indiquée. Mais nos connaissances n'ont pu encore atteindre ce degré de perfection.

Les choses étant ainsi, quand donc faut-il intervenir? Nous trouvons d'un côté les partisans d'une intervention tardive, de ʃl'autre ceux qui veulent, au contraire, opérer de bonne heure. Nous croyons qu'opérer dès que l'affection est reconnue, comme attendre les accidents sérieux, est également imprudent. Aux premiers, nous disons qu'il n'est pas permis d'exposer à la mort des malades qui pourraient encore vivre des années. Or « toute intervention, même réservée, expose à la suppuration, et la suppuration des grands kystes hydatiques a des dangers, et quand il s'agit du foie, les dangers sont augmentés par la présence du péritoine. » Gosselin (1), Mais nous dirons aussi aux autres que vouloir trop attendre, c'est s'exposer à être devancé par les accidents. Certes, nous l'avons dit, les moyens chirurgicaux à notre disposition sont peu certains, mais d'un autre côté, attendre pour agir que la santé du malade soit

(1) Loc. cit.

très-altérée, n'est-ce pas mettre de son côté toutes les mauvaises chances ? Qu'arrive-t-il en effet ? Le kyste en se développant devient plus difficile à opérer et à guérir. Il contracte avec les organes voisins des adhérences qui gênent le retrait de la poche quand elle a été vidée. En même temps, les parois s'épaississent, perdent toute élasticité, partant toute tendance à revenir sur elles-mêmes (Boinet) (1). Enfin, il faut encore craindre de laisser prendre au kyste de trop grandes proportions, car alors il surviendrait des troubles de la santé par annihilation d'une partie du tissu hépatique. (Gosselin) (2).

Nous pensons donc qu'il faut temporiser tant que le kyste a une marche lente et que son retentissement est nul, ce que nous indique le peu de développement de la tumeur et l'absence de troubles fonctionnels marqués. Dans le cas contraire et surtout si des frissons, des malaises, quelques douleurs surviennent, il faudra agir et d'autant plus vite que les accidents seront plus marqués.

*Des divers procédés chirurgicaux.* — Bien que très-varié en apparence, le traitement chirurgical des kystes hydatiques du foie peut être ramené à deux procédés : la ponction et le procédé Récamier, la ponction comprenant, il est vrai, un certain nombre de variétés, le procédé Récamier ayant subi de nombreuses modifications.

L'étude de ces procédés doit aussi comprendre les injections.

Mais avant d'entrer dans cette étude, il est un premier point en litige, sur lequel on a beaucoup discuté sans arriver à s'entendre : nous voulons parler des adhérences entre

(1) Loc. cit.
(2) Loc. cit.

la paroi abdominale et le kyste. Sont-elles indispensables ?
Peuvent-elles exister naturellement ? Comment les reconnaître quand elles existent ? Comment les obtenir quand elles n'existent pas ? Voilà bien des points d'interrogations auxquels nous allons répondre dans un premier chapitre.

*Des adhérences.* — Une fois que l'intervention chirurgicale eut été admise en principe, les opérateurs furent frappés des dangers qui pourraient résulter de la chute du liquide kystique dans la cavité abdominale, c'est-à-dire dans le péritoine. A mesure que le nombre des opérations augmenta, on nota un nombre plus grand d'accidents, parmi lesquels la péritonite avait une large place. On se demanda comment on pourrait éviter une complication si grave qui compromettait toujours la vie du malade. Les uns allèrent même jusqu'à rejeter toute intervention. D'autres tentèrent, par des moyens divers, d'imiter ce que fait quelquefois la nature. Ils cherchèrent à établir des adhérences. Tous les moyens employés avaient pour but d'amener une inflammation localisée du péritoine, tant du feuillet abdominal que de celui qui recouvre le kyste. Cette inflammation devait provoquer des adhérences solides entre ces deux feuillets. Dès lors, il devenait possible d'ouvrir le kyste et de le vider sans craindre que, la tumeur revenant sur elle-même, le liquide s'épanchât dans la cavité péritonéale.

Les procédés employés étaient nombreux. Le plus ancien était l'application des caustiques. C'est à Récamier, ou plutôt au docteur Masseau qu'on en doit la découverte. Ces caustiques, appliqués sur les téguments, les détruisaient, et, de proche en proche, arrivant jusqu'au péritoine et à la tumeur, provoquaient d'une part la formation d'adhérences, d'autre part ouvraient le kyste. Nous parlerons plus tard de ce dernier temps de l'opération.

Le caustique alors le plus employé était la potasse. Restait à savoir si le but était réellement atteint. La potasse caustique semblait infidèle, et bon nombre d'opérateurs la rejetèrent, préférant la pâte de Canquoin, la pâte de Vienne ou même le caustique de Filhos, mais le procédé restait le même.

D'autres, plus inventifs, voulurent essayer de substituer à cette inflammation par les caustiques, l'inflammation traumatique. C'est ainsi que Bégin, opérant comme dans la hernie étranglée, pratiquait d'emblée l'incision couche par couche des parois de l'abdomen. Arrivé sur le péritoine, il l'incisait, et, repoussant l'intestin ou l'épiploon s'il se présentait, il amenait la tumeur entre les lèvres de la plaie. Cette méthode était, du reste, celle qu'il avait déjà employée avec quelque succès dans les abcès du foie.

Les choses étant ainsi, on laissait dans la plaie un bourdonnet de charpie pendant quelques jours et on attendait que l'inflammation eût établi des adhérences pour plonger le bistouri dans la tumeur.

Ce procédé, loin d'être supérieur au précédent, était au contraire bien plus dangereux. Outre qu'il n'abrégeait pas l'opération, il prédisposait précisément à ce sérieux accident que son auteur prétendait éviter, nous voulons dire la péritonite. De plus, ces adhérences ainsi obtenues, presque toujours insuffisantes, étaient rarement solides et utiles. Cependant Bégin eut quelque succès.

Russel, ayant employé cette méthode pour un kyste volumineux dont il évacua 2,000 vésicules, le malade guérit (1). (Obs. L.). Jarjavay (2). (Obs. LII.), Ried et Brehme (3) ont compté également des succès. Au contraire Rûysk, Ré-

(1) 1838, Arch. gén. de méd.
(2) Gaz. des hôp., 1858, n⁰ˢ 89 et 100.
(3) Deutsch Klinik, n° 69, 1857.

camier (obs. XLVIII.), Rayer et Velpeau (obs. LI.), Panaroli (obs. XLIX.) citent des cas où l'opération fut suivie de
mort (Boinet), (1).

Le procédé de Récamier restait toujours le meilleur. Certainement on pouvait lui reprocher d'être lent et incertain,
de déterminer quelquefois des douleurs vives. D'autre part,
ces adhérences étaient-elles bien solides? Pouvait-on savoir
quelle en était l'étendue?

Jobert de Lamballe crut, par des ponctions successives
avec un petit trocart laissé vingt-quatre heures en place,
pouvoir provoquer l'inflammation et, par elle, les adhérences. Ce procédé ne fit guère fortune; on reconnut que
ces ponctions amenaient plus souvent la suppuration du
kyste que les adhérences. M. Boinet croit que ces adhérences sont généralement empêchées par les mouvements
de glissement de la paroi abdominale en avant de la tumeur, soit dans la respiration, soit dans les mouvements
du malade. De plus, il considère ce procédé comme dangereux, craignant avec raison l'épanchement dans le péritoine, lorsqu'on retire la canule après vingt-quatre heures.
Pour que les adhérences soient possibles, il faut un séjour
plus long de la canule; tel est le but qu'on s'est depuis proposé d'atteindre par la ponction avec la sonde à demeure.

Un autre procédé, se rapprochant de celui de Jobert, était
l'acupuncture employée par Trousseau et Stansky. Trousseau trouvait à ce procédé les avantages suivants : inflammation toujours circonscrite dans l'espace où est faite l'acupuncture et action plus rapide. Voici, du reste, comment il
procédait :

Il se servait d'aiguilles en acier longues de 6 à 7 centi-

(1) Boinet, loc. cit.

mètres, détrempées à la flamme d'une bougie et dont la tête
était garnie de cire à cacheter pour éviter leur pénétration
complète dans le kyste Il plaçait d'abord sur le point le plus
saillant de la tumeur une rondelle de diachylon de la largeur d'une pièce de 5 francs. Cette rondelle avait pour but
d'empècher l'irritation de la peau. Il introduisait alors 25
ou 30 de ces aiguilles, qui étaient placées à 3 ou 4 millimètres les unes des autres. Le tout restait en place pendant
cinq jours.

Malheureusement, les observations manquent. Le seul
cas que l'on connaisse est celui de Trousseau, et encore
est-il très-douteux. Outre qu'il y avait eu plusieurs poussées de péritonite, le traitement fut complexe puisqu'on
eut recours ultérieurement à la sonde demeure. (Trousseau.
Cl. de l'Hôtel-Dieu).

Plus récemment, on a encore espéré trouver dans les
ponctions un moyen d'établir des adhérences sans cependant en faire une méthode comme celle de Jobert. Ce procédé est né de l'emploi des ponctions répétées. C'est ainsi
que dans l'obs. XLII nous voyons des adhérences solides
résulter des 300 ponctions faites par M. Dieulafoy. Malheureusement, il n'en est pas toujours ainsi, et, dans l'observation XL, nous voyons encore ces adhérences faire défaut après six ponctions. On ne saurait donc considérer ce
moyen comme certain et l'invoquer en faveur des ponctions
répétées.

Les adhérences doivent être avant tout solides et durables, sinon loin d'être utiles, elles seraient plutôt nui-
sibles. Plusieurs faits nous montrent que souvent, ces adhérences en cédant lors de la rétraction du kyste, la
mort a pu survenir ultérieurement par péritonite. (Obs.
LIX.)

Mais ces adhérences est-il toujours nécessaire de s'en occuper?

Doit-on toujours chercher à les obtenir? Ici les auteurs se partagent encore en deux camps, d'un côté ceux qui, sauf dans les cas de ponctions capillaires, n'oseraient toucher à un kyste hydatique du foie sans avoir pris cette précaution; de l'autre, ceux qui croient que dans bien des cas, on peut ne pas s'en préoccuper, soit qu'elles existent naturellement, soit qu'elles ne soient pas nécessaires. Nous sommes de cet avis, et nous croyons que la ponction, à quelque variété qu'elle appartienne, ne nécessite pas l'établissement antérieur des adhérences. L'établissement des adhérences n'est pas, en effet, toujours sans inconvénient ; outre que leur solidité reste souvent incertaine, il faut encore craindre que par les procédés généralement employés, on ne dépasse le but qu'on veut atteindre. C'est précisément ce qu'on a reproché non sans raison à la méthode de Récamier, et c'est ce qu'ont voulu éviter tous les auteurs qui se sont occupés de cette question. Ce que nous avons dit, nous dispense d'insister davantage.

Du reste, les cas où la nature s'est chargée de cette opération si délicate ne sont pas rares. Aussi, le médecin doit-il savoir reconnaître ces adhérences, sous peine de faire courir des dangers inutiles aux malades soit en n'intervenant pas à temps, soit en n'osant pas recourir à un procédé radical, alors qu'il pourrait le faire sans crainte. Voici ce que dit à ce sujet M. Boinet (1) : « Dans le plus grand nombre, lorsque ces tumeurs sont saillantes au dehors et dans les conditions qui nécessitent l'opération, il existe presque toujours des adhérences entre le kyste et les parois abdominales. Ce chirurgien se base, pour les reconnaître, sur ce

(1) Loc. cit.

que la peau, qui recouvre la tumeur, est mate et le siége
d'un empâtement dans une étendue assez considérable, sur
ce que la tumeur est très-saillante, et que les parties qui
séparent le doigt du liquide contenu dans le kyste sont très-
minces ; de plus, si l'on fait coucher le malade sur le côté
opposé la tumeur ne s'éloigne pas du point où elle est la
plus saillante, et où elle semble adhérer. Et si la
fluctuation y reste aussi sensible, il n'est pas douteux
que des adhérences existent entre le kyste et la paroi de
l'abdomen.

Budd a encore recommandé de tracer à l'encre les limites
de la tumeur et du bord inférieur du foie, et d'examiner si
elles se déplacent dans les changements de position ou dans
une inspiration forte.

Ainsi comprise, la question des adhérences pourra,
croyons-nous, recevoir une solution, et nous conclurons en
disant que les adhérences naturelles sont plus fréquentes
qu'on croit ; que, du reste, elles ne sont pas nécessaires
quand on a recours à la ponction, quel que soit le calibre du
trocart, et qu'elles doivent par conséquent être réservées
aux cas où on veut ouvrir largement le kyste par un procédé plus ou moins semblable à celui de Récamier. Quant
au moyen de les établir, le meilleur semble être encore
l'application des caustiques.

*De la ponction en général.* — La ponction est une opération qui consiste à plonger dans la tumeur un trocart destiné à donner issue par sa canule au contenu, en totalité ou
en partie.

Les instruments qui servent à cette opération ont subi de
nombreuses modifications. On a employé le trocart fin ou
capillaire, le trocart moyen, ou enfin le gros trocart, le trocart à hydrocèle, le gros trocart que l'on emploie pour

l'ascite ou les kystes de l'ovaïre.D'autres opérateurs préoc-
cupés avant tout des adhérences et ne voulant employer
aucun des moyens usités, ont pensé trouver dans la disposition du trocart lui-même des garanties suffisantes contre
la pénétration du liquide dans le péritoine. Alors ont été
inventés les trocarts fenêtrés et armés de crochets à érignes
plus ou moins mobiles, ayant pour effet d'accrocher les parois du kyste de dedans en dehors et de les fixer à la paroi abdominale avec laquelle elles auraient contracté des
adhérences.

En 1842, le Dr Rambaud, dans le même but, présenta à
l'Académie une canule spéciale, destinée aussi à prévenir
l'épanchement, à établir des adhérences et à former une
fistule au moyen de laquelle le liquide pût s'écouler au
dehors à mesure qu'il se formait, jusqu'au moment où le
kyste revenant sur lui-même et sa secrétion se tarissant,
l'affection fût guérie,

Nous empruntons à M. Boinet la description de cet instrument ingénieux, mais qui n'a pas été employé plus que
les autres. Il consiste dans l'addition à la canule du trocart
ordinaire d'une seconde canule extérieure soudée à la première par son extrémité antérieure. Cette canule externe
est divisée à 5 ou 6 millimètres de l'ouverture commune
dans une longeur de 25 à 30 centimètres, en quatre branches égales, brisées et articulées à leur partie moyenne et
à leurs extrémités. Le trocart ainsi disposé étant plongé
dans le kyste, la canule externe poussée en avant fait développer à l'instar d'un parapluie les quatre branches qui
s'appliquent sur la paroi interne du kyste, de manière à
empêcher de sa part un mouvement de retraite. Après
quoi la tige du trocart est retirée et le liquide s'écoule au
dehors. En même temps, un disque mobile vient s'appliquer et se fixer au moyen d'un écrou contre la paroi externe

du ventre, garantie par plusieurs pièces de caoutchouc interposées entre elle et le disque.

Cet instrument ainsi disposé est maintenu en place pendant le temps nécessaire pour déterminer l'inflammation adhésive entre les deux feuillets opposés du péritoine. (*Gazette méd. de Paris*, p. 3, 1842)

Nous avons encore les alènes à chas à la pointe ou à la base pour fixer le kyste à l'aide de fils passés en sétons. Mais, comme dit M. Boinet, ce sont des moyens plus théoriques que pratiques. Ont-ils été employés ? Nous ne le savons.

Mais un instrument autrement ingénieux et bien autrement utile, c'est l'appareil aspirateur. Nous n'avons pas à le décrire, chacun le connaît ; que ce soit celui de M. Potain ou de M. Dieulafoy, peu importe. L'un comme l'autre sont basés sur l'influence de la pression atmosphérique. L'un comme l'autre ont cet avantage important de soustraire la cavité du kyste qu'on vide à l'influence de l'air. Nous y reviendrons.

Quelle que soit la variété de ponction à laquelle on donne la préférence, il y a des règles importantes à connaître. Le malade doit être couché sur le dos et dans la plus complète immobilité ; l'opérateur se place du côté où il va faire la ponction, à droite, par conséquent, le plus souvent. Plaçant alors la main gauche à plat sur la tumeur de façon à en circonscrire la partie la plus saillante, qui doit répondre à l'espace qui sépare le pouce de l'index modérément écarté, il enfonce de la main droite et par un coup sec le trocart qui doit pénétrer de plusieurs centimètres. On retire la tige du trocart, en laissant la canule en place, et on laisse le liquide s'écouler naturellement et sans pression. On retire ensuite la canule en prenant les précautions suivantes, si importantes pour empêcher tout écoulement dans le péritoine.

« Pour retirer la canule, il faut comprimer fortement avec les doigts la paroi abdominale et la pousser vers le kyste dans le point ponctionné, et la maintenir tellement rapprochée de la tumeur qu'il ne puisse exister, au moment où la canule est extraite du kyste, aucun intervalle entre celui-ci et la paroi de l'abdomen. Autrement la canule sortie du kyste pourrait laisser échapper dans le péritoine quelques gouttes de liquide, ou bien le liquide s'il en restait dans le kyste, pourrait s'écouler par la piqûre. Après qu'on a enlevé la canule, il est prudent de continuer encore la compression avec les doigts pendant quelques minutes, et d'appliquer ensuite des compresses graduées, maintenues par un bandage compressif et de laisser le malade couché sur le dos pendant 24 o 1 48 heures. » Boinet (1).

Doit-on évacuer tout o 1 partie du liquide? En Angleterre. on est assez partisan de l'évacuation incomplète (Duffin, Austric, Murchinson). En 1870, dans une discussion à la Société médico-chirurgicale de Londres, Murchinson émettait l'idée qu'on avait tort de se préoccuper de vider entièrement la tumeur, que selon toutes probabilités, le liquide des kystes à échinocoques peut se répandre dans les séreuses sans déterminer d'irritation, et qu'on peut se demander s'il n'est pas préférable de laisser le liquide s'écouler peu à peu dans la cavité du péritoine.

On a peine à comprendre qu'une pareille idée ait pu être soutenue. Les faits si nombreux où cette issue du liquide causa la péritonite, le soin avec lequel on cherchait ordinairement à obtenir les adhérences semblaient ne pouvoir laisser de doute à ce sujet. Alors même du reste que le liquide kystique serait innocent, est-on bien sûr que le kyste ne renferme pas un peu de sang ou de pus? Ne devons-nous pas alors craindre les mauvais effets qui pourraient en résulter. Il n'est pas douteux que le liquide des kystes hydatiques exerce un certain effet sur le péritoine. Robert, Démarquay, M. Dolbeau, Jobert ont pu observer des symptômes de péritonite, commençante, qui, il est vrai, ont souvent disparu. D'autres faits prouvent même que ce liquide peut provoquer une violente inflammation des séreuses avec lesquelles il se trouve en contact. Il faut donc évacuer tout le liquide, si c'est possible, et nous dirons avec M. Jaccoud que si on voulait faire tout le nécessaire pour assurer le développement d'un péritonite secondaire, on ne pourrait en vérité imaginer mieux que ce qu'a conseillé Murchinson-

Mais parce que la ponction aura été faite avec soin, parce que le liquide aura été évacué en totalité, est-ce à dire pour cela que l'opération sera sans danger ? Non, ceux-ci quoique rares peuvent cependant exister, et être immédiats ou consécutifs.

La mort subite a été notée un certain nombre de fois. Dans nos observations ou la trouvera rapportée deux fois. Dans un premier fait, la mort survint 18 heures après l'opération ; on avait donné issue à 350 grammes de liquide. Elle sembla due à la péritonite ; on trouva à l'autopsie dans le bassin une grande quantité de sérosité trouble mélangée de flocons fibrineux. (Moissennet, obs. XXXIII). La deuxième fois la mort arriva bien plus rapidement ; elle succéda à une syncope survenue 2 ou 3 minutes après l'extraction de la canule. (Martineau, obs. XXXIV). Elle fut attribuée à la paralysie réflexe du pneumogastrique. Il existe en effet dans la science quelques faits où la mort subite a été le résultat de cette paralysie dans des cas de contusion de l'abdomen, de lésions intestinales. Mais jusqu'à ces derniers temps on ne connaissait guère d'exemples de mort après la ponction simple d'uu kyste hydatique du foie. Toutefois, lors de la communication de M. Martineau à la *Société Médicale des hôpitaux*, M. Guyot signala 7 à 8 cas de mort en 24 heures après une ponction.

Ces faits, quoique rares, nous montrent quelle réserve il faut garder au point de vue du pronostic, et avec quel soin le médecin doit chercher à dégager sa responsabilité.

Un accident bien moins grave, mais cependant quelquefois assez fâcheux, c'est la douleur vive qui succède dans certains cas à l'opération, même quand elle est faite avec le trocart fin. On pourra la combattre heureusement avec les injections sous-cutanées de morphine.

Bien autrement sérieuse est la péritonite. Pour la prévenir, M. Jaccoud conseille les mesures préventives suivantes : Laisser le malade dans le décubitus dorsal pendant trois jours. Pendant le même temps, applications de glace sur la région du foie et toute la partie sus-ombilicale droite de l'abdomen. En outre exercer une légère compression avec un large bandage de corps. S'il survient des douleurs, soit dans l'abdomen, soit vers l'épaule droite, pratiquer dans l'hypochondre des injections sous-cutanées de morphine à hautes doses. Si malgré cela la péritonite survenait on la combattrait par les moyens ordinaires. »

Ces précautions méritent une grande attention, et comme on voit, nous sommes bien loin des idées de Murchinson. Encore arrive-t-il quelquefois qu'elles sont insuffisantes. (Obs. XXXIX).

Mais d'autres dangers de la ponction et surtout de la ponction avec les petits trocarts, c'est l'inflammation du kyste et la suppuration de son contenu. Aucun traitement préventif n'est possible. Or, il suffit de parcourir les faits que nous avons recueillis pour voir que, même dans la plupart des kystes ainsi traités, le liquide est devenu purulent dès la première ou la deuxième ponction. Dans ces cas, ce serait évidemment à un traitement plus radical qu'il faudrait recourir, si les accidents devenaient menaçants. Dans le cas contraire on pourrait essayer simplement du repos et des émollients (?), dans l'espoir, ce qui s'est vu assez souvent, que le résultat de la poussée aiguë serait la guérison.

Mais cette ponction dont nous venons d'étudier les dangers peut-elle donc amener la guérison des kystes hydatiques du foie ? Ici la réponse à faire est complexe, suivant la façon dont on envisage la question. Aussi ne pouvons-nous répondre qu'après avoir étudié les diverses variétés de ce mode de traitement.

*Ponction avec un trocart fin ou capillaire.* — Récamier le premier employa ce procédé non pas comme moyen de traitement, mais seulement pour vérifier le diagnostic. C'était la ponction exploratrice, qu'on emploie encore aujourd'hui, que nous n'avons encore fait que mentionner, et dont il nous faut parler avec plus de détails.

*Ponction exploratrice.* — Cette ponction n'est en somme qu'une ponction évacuatrice incomplète, et par conséquent nous semble justiciable des mêmes inconvénients et des mêmes dangers. Le cas de mort rapporté par M. Moissonnet fut même dû à une ponction de ce genre. Pour éviter ces dangers quelques chirurgiens et en particulier M. Dolbeau, ont proposé de faire cette ponction non plus en bas, mais au contraire à la partie supérieure de la tumeur. Ils espèrent de cette façon, le kyste se distendant de nouveau, éviter l'issue du liquide dans le péritoine. De son côté, M. le D* Boucher, à propos d'un fait observé par M. Demarquay, constatant que c'est une pratique contre laquelle se sont élevés certains médecins, disant qu'à la suite de cette ponction le liquide kystique pourrait s'épancher dans le péritoine et amener une péritonite mortelle. ajoute : « Cela est vrai si l'on ne retire qu'une très-faible quantité de liquide suffisante seulement pour établir le diagnostic, parce que dans ces cas on excite la contractilité de la poche, et le liquide peut être expulsé par le petit trou qui a été pratiqué et se répandre dans la cavité péritonéale. Mais si, au contraire, on retire tout ou presque tout le liquide, les mêmes dangers ne sont plus à craindre puisque, à mesure que le liquide s'écoule, la paroi abdominale se rétracte et vient s'appliquer sur la tumeur, qui perd peu à peu sa contractilité. » (1).

Mais cette ponction exploratrice est-elle donc si indispensable ? Pourquoi puisqu'on est décidé à évacuer le liquide ne pas le faire de suite, et faire courir deux fois au malade les dangers de la ponction, notamment une première fois ceux de la ponction évacuatrice incomplète ? N'est-ce pas du reste l'idée renfermée dans les lignes précédentes ? Pourquoi alors appeler cette ponction exploratrice puisqu'elle ne l'est pas ?

C'est du reste encore l'opinion de M. Gosselin : voici ce que nous trouvons à ce sujet dans le tome IIe de ses cliniques : « On a parlé souvent pour les kystes du foie comme pour ceux des autres régions de ponctions exploratrices, consistant à faire une piqûre avec un trocart fin, à regarder si du liquide s'écoulait, et après en avoir vu s'échapper une petite quantité à retirer la canule en laissant le kyste rempli. Cette manière de faire a, dans beaucoup de cas, des inconvénients. Lorsque pour lever les doutes sur le diagnostic vous en arrivez à une ponction, qui dès lors doit être considérée comme exploratrice, il faut que vous soyez décidés et prêts à agir conformément à

_______

(1) Gaz. méd., 1865.

l'indication s'il s'écoule du liquide. Il pourrait le jour même de l'opération s'écouler du liquide dans la cavité péritonéale, d'où une péritonite rapidement mortelle. Les faits de ce genre ne manquent pas. »

Enfin à la Société de chirurgie, M. Boinet disait le 6 novembre 1851, à propos d'un cas où la ponction exploratrice avait été faite sans succès : « Un pareil résultat, soit dit en passant, prouve que les ponctions exploratrices, dont on fait souvent usage pour éclairer un diagnostic incertain, peuvent dans certains cas devenir une cause d'erreur, et laisser croire qu'il n'existe pas de liquide dans une cavité ou une tumeur qui en renferme. »

N'est-ce pas assez de tous ces motifs pour laisser désormais de côté la ponction dite exploratrice.

Quant à nous, nous croyons qu'on doit la réserver absolument pour les cas où on voudra recourir d'emblée à un traitement radical comme le procédé Récamier. Et encore ne serait-ce pas la ponction exploratrice que nous emploierions, mais bien la ponction véritablement évacuatrice, comme l'a conseillé M. Boucher.

*De la ponction évacuatrice avec le trocart fin.* — La première idée d'appliquer au traitement des kystes hydatiques, la ponction dite exploratrice, revient à Cruveilhier, qui cependant ne l'expérimenta pas. C'est Aran qui en fit la première application et substitua au gros trocart le trocart capillaire. Il trouvait à ce procédé l'avantage de rendre l'opération sans danger, de permettre de la répéter plusieurs fois, l'opérateur n'étant pas, disait-il, toujours sûr de rencontrer le kyste du premier coup. Enfin cette méthode permettrait d'attaquer des kystes dont les dimensions n'auraient pas encore trop altéré les organes voisins, soit dans leurs rapports, soit dans leur système et leurs fonctions. Il eut ainsi plusieurs succès (Obs. VII et VII). Depuis les faits se sont multipliés. Mais bien souvent aussi la guérison ne fut que temporaire et on fut obligé de revenir ultérieurement à la ponction et plus souvent encore d'employer un autre mode de traitement. Pourquoi ces différences ? Parce que tous les kystes ne se ressemblent pas. C'est là, comme le disait en 1857 Robert à la Société de chirurgie, la cause non douteuse qui influe sur le résultat des traitements employés.

Comment en effet expliquer la guérison des kystes par la ponction capillaire ? Lorsque le kyste est uniloculaire, c'est-à-dire ne contenant qu'une seule vésicule hydatique, le fait est facile à comprendre, et se passe de commentaires. Mais ces kystes sont très-rares, tandis que ceux qui contiennent beaucoup d'hydatides sont les plus nombreux. Partant de cette idée, M. Boinet dans son rapport à la Société de chirurgie, affirmait que dans les kystes renfermant plusieurs vessies, les ponctions restaient inefficaces parce que, lorsqu'on pratique une ponction capillaire, on ne peut généralement pénétrer que dans une seule vessie laissant les autres intactes. Une seule étant donc vidée, les autres n'en continuent pas moins à vivre et la maladie persiste : elles continuent même à vivre alors que le kyste est devenu purulent. Il basait son affirmation sur des faits constatés maintes fois à l'autopsie.

Cette idée a été depuis combattue à plusieurs reprises et surtout dans un excellent travail de M. Desnos, paru dans le *Bulletin général de thérapeutique* (1875). Pour M. Desnos ces faits sont vrais, mais exceptionnels, et il est de règle que les vésicules qui séjournent dans le pus, meurent et subissent les transformations qui sont la conséquence de leur mort. Mais il n'est pas nécessaire que le liquide suppure pour que ces vésicules meurent et se transforment.

Elles peuvent encore mourir, se flétrir, en subissant une altération régressive graisseuse, en dehors de toute cause appréciable.

Or, de toutes les causes de mort et par suite de transformation caséiforme auxquelles peuvent être soumises les vésicules hydatiques, une des plus puissantes est sans contredit la soustraction de la sérosité dans laquelle elles nagent et qui joue à leur égard le rôle d'un véritable liquide nourricier.

Ceci peut être vrai, mais nous croyons conformément à l'opinion de M. Boinet que c'est là l'exception. Nous ne nions pas la possibilité de la guérison par ponction simple, mais nous pensons que le plus souvent on a eu affaire à des kystes uniloculaires.

Un fait toutefois parmi quelques autres semble donner raison à M. Desnos, c'est celui du D$^r$ Massard, rapporté par M. Dumontpallier (Obs. XVIII). Nous rejetterons l'idée de M. Vidal qui, le 10 juillet 1874, demandait à la Société médicale des hôpitaux si quelques-uns des kystes qui guérissent par la ponction simple ne seraient pas des kystes simples, car souvent on ne trouve pas de crochets dans le liquide. Comme le faisait alors observer M. Cornil, les kystes simples sont très-rares, et du reste n'atteignent jamais le volume des kystes hydatiques. De ce qu'on ne trouve pas de crochets, il ne faut pas en conclure qu'il n'y a pas d'hydatides.

Quoique les accidents qui peuvent compliquer la ponction capillaire soient ceux des ponctions en général, toutefois c'est là une opération en réalité bénigne, tellement bénigne qu'on a pu la répéter un très-grand nombre de fois chez un même individu sans provoquer d'accidents, 300 fois dans l'observation de M. Dieulafoy. C'est qu'en effet le grand inconvénient de cette ponction est précisément

la nécessité d'y revenir plusieurs fois, et ceci pour deux
raisons. La première nous est connue. La seconde, qui peut
bien être en effet, comme l'a dit M. Desnos, un sujet d'erreur dans l'appréciation des récidives est la multiplicité
des germes déposés en des points différents du foie, où ils
peuvent former des kystes distincts. Il n'est pas très-rare
de rencontrer de ces kystes multiples à l'autopsie. Il ne
faudrait donc pas prendre un kyste développé ultérieurement pour une récidive, ce qu'on évitera pas un examen
attentif.

A côté de ces inconvénients, il en est un autre très-
sérieux aussi, c'est l'obstruction de la canule du trocart,
qui a pour résultat de rendre l'évacuation incomplète. Cette
obstruction peut être due au liquide plus épais, visqueux,
ou à des lambeaux de vésicules, où enfin, à ce que l'extrémité de la sonde se sera coiffée en quelque sorte d'une
vésicule. Dans ce dernier cas, on aura la ressource de pouvoir le plus souvent dégager le passage à l'aide d'une
sonde.

Mais de tous les dangers de ce mode opératoire, le plus
grand est sans contredit la suppuration du kyste. (Pour
tout ce qui a trait à cette suppuration, voir le chapitre
ponction en général et surtout nos observations.)

En résumé la ponction capillaire peut être utile, et
amener la guérison des kystes hydatiques, mais à condition le plus souvent que ce kyste soit simple. Il faudra
toujours compter avec les récidives possibles et même fréquentes. Cette opération est à peu près sans danger, quand
elle est bien faite, et nous croyons qu'on ne saurait mieux
faire, qu'imiter la méthode et les précautions de M. Jaccoud. Mais, on ne saurait voir là un traitement constant
dans ses effets, soit immédiats, la canule pouvant trop
facilement s'obstruer, soit consécutifs, la guérison étant le

plus souvent temporaire qu'il y ait ou non suppuration. C'est une méthode à essayer, quitte à revenir plus tard à un procédé plus radical.

*Ponction avec aspiration.* — Les opérateurs justement effrayés des dangers qu'il y a à laisser la cavité d'un kyste en contact avec l'air, essayèrent de substituer à la canule ordinaire divers autres instruments. Les uns enveloppaient l'extrémité de cette canule d'un sac de baudruche ouvert par en bas, et solidement fixé par l'autre extrémité à l'instrument. Le liquide en sortant soulevait la baudruche et l'écartait juste ce qui était nécessaire. L'air au contraire se fermait toute entrée dans le kyste en affaissant les plis du sac. Ce procédé est encore employé par quelques opérateurs dans des cas de ponctions avec un gros trocart (Labbé). Mais aujourd'hui, pour la ponction avec un trocart fin, on a les appareils aspirateurs de MM. Potain et Dieulafoy. La ponction à l'aide de ces appareils, est en grande partie semblable au procédé que nous venons d'étudier. Elle présente les mêmes avantages comme les mêmes inconvénients, moins l'influence de l'air. Nul n'a fait plus que M. Dieulafoy pour vulgariser cette méthode et il y a, en 1870 et 1872, consacré deux monographies fort intéressantes. Les conclusions ont été attaquées énergiquement par M. Boinet, et elles étaient en effet attaquables, ses observations étant insuffisantes. Aujourd'hui les faits sont plus nombreux, et un peu plus instructifs, et sans vouloir comme M. Dieulafoy, faire de l'aspiration une méthode générale et absolue, nous ne pouvons nier que l'on puisse tirer quelque avantage d'un procédé aussi simple. Toutefois nous ne croyons pas qu'il y ait là une raison d'intervenir d'aussi bonne heure qu'on a semblé le prétendre. Certes l'opération est simple, mais nous savons que toute

ponction à grande chance, quand elle n'amène pas la guérison, d'amener la suppuration avec tous ses dangers.

En résumé, l'aspiration est justiciable de tout ce que
nous avons dit de la ponction avec le trocart capillaire,
mais nous la préférerions à cette dernière, parce qu'elle
soustrait la cavité du kyste à l'influence de l'air.


*Ponctions répétées.* — Tout ce que nous venons de dire
de la ponction capillaire avec ou sans aspiration, va nous
dispenser d'insister longuement sur la question des ponctions répétées. Nous savons qu'on a pu en effet recourir à
ces ponctions un grand nombre de fois et sans danger.
Mais, nous savons encore, que dès la deuxième ou la troisième ponction, on trouve le liquide devenu purulent.
Dans ces conditions que peut-il arriver? Ne faut-il pas
craindre que l'état général du malade s'altère rapidement,
et ne vienne rendre l'intervention chirurgicale impossible?
Pouvons-nous dire avec MM. Dieulafoy, Desnos, etc.,
qu'on ne saurait regarder comme une objection sérieuse à
l'emploi de cette méthode, la nécessité de repéter un grand
nombre de fois la ponction? Non certes, et loin d'être partisan des ponctions à outrance, nous croyons qu'après un
premier échec, mieux vaut recourir de suite à un autre
traitement. Si quelques faits semblent plaider heureusement la cause des ponctions repétées, combien d'autres
viennent au contraire parler contre elles. Or si une ponction expose si facilement le kyste à la suppuration, à plus
forte raison que ne devra-t-on craindre de ponctions nombreuses?

En résumé, si après une première ponction nous voyions
le kyste se développer de nouveau, nous n'hésiterions pas
à abandonner cette méthode pour une plus certaine, à con-

dition bien entendu que nous aurions affaire à une récidive vraie et non à une deuxième tumeur.

*Ponction avec un gros trocart et une sonde à demeure.* — Par gros trocart nous voulons parler du trocart à hydrocèle ou à kyste de l'ovaire. Ce procédé a été et est encore combattu par bon nombre de médecins inquiets de l'issue du liquide dans le péritoine. Les faits ont heureusement démontré à plusieurs reprises qu'il n'en est rien, et que cette complication n'est pas plus à craindre qu'avec le trocart fin, pourvu qu'on se conforme scrupuleusement aux précautions dont nous avons parlé, et que nous avons empruntées à M. Boinet. Ce procédé a sur les précédents l'avantage d'ouvrir une voie plus large au liquide et aux membranes kystiques. Voici comment procède M. Boinet, qui après avoir ponctionné le kyste avec un gros trocart, qu'il soit adhérent ou non, place une sonde à demeure.

« On ponctionne avec un gros trocart la partie la plus saillante de la tumeur, on évacue tout le liquide et les poches hydatiques que celui-ci entraîne avec lui. Quand l'écoulement a cessé, on introduit dans la canule, une sonde en caoutchouc, le plus souvent rouge, molle et malléable. Cette sonde doit remplir exactement la canule. L'expérience a démontré que l'opération ainsi faite exposait moins que toute autre à un épanchement dans le péritoine. De plus, le séjour de cette sonde a encore pour heureux résultat de déterminer rapidement de solides adhérences, qui permettent d'achever le traitement sans danger, et le plus souvent d'évacuer la totalité du contenu du kyste. »

Cette méthode, simple, nous semble devoir être étudiée avec beaucoup de soin. On en trouvera quelques exemples heureux dans nos observations. Nous croyons que ce procédé serait tout indiqué, si le kyste avait subi des poussées

aiguës, réitérées, faisant présumer la transformation purulente du kyste ; à plus forte raison, si après une ponction
capillaire inutile, on voyait la tumeur prendre un nouvel
accroissement, ou si enfin, il y avait urgence d'ouvrir du
premier coup une large voie aux hydatides, dans des cas
de tumeur très-volumineuse, et faisant craindre des accidents immédiats.

C'est du reste le procédé opératoire de MM. Verneuil et
Labbé, qui rejettent d'une façon absolue les ponctions successives. Par ce procédé on détruit réellement le kyste,
tandis que par les ponctions successives, on ne fait le plus
souvent que tuer l'hydatide mère, s'exposant à laisser dans
le foie, une membrane épaisse, qui peut quelquefois se
résorber ou s'enkyster, mais, qui le plus souvent, reste
comme un corps étranger, et peut provoquer des accidents
(Labbé).

Dès 1856, dans sa thèse, M. Dolbeau se montrait déjà
partisan de cette méthode, reconnaissant que la présence
de la canule n'est suivie d'aucun accident, et que, de plus,
elle détermine la formation d'adhérences très-solides. (1).

Sans employer une canule aussi grosse, M. Clément
d'Aigues-Mortes est arrivé, par une modification de ce
procédé, à un résultat des plus heureux. Comme précédemment, il a employé un trocart un peu plus gros que
d'ordinaire, de 4 millimètres de diamètre. Mais, il a de plus
complété l'opération par l'aspiration.

Nous croyons que si on imitait M. Clément, il faudrait
bien s'assurer de la solidité des adhérences, parce que
l'opération ainsi faite provoque alternativement la distension et le retrait de sac, suivant qu'on injecte ou qu'on
aspire, et qu'il peut se faire qu'un peu de liquide s'échappe

(1) Thèse de Paris, 1856.

le long de la sonde. Ne serait-il pas alors préférable de faire l'opération en deux fois. Le premier jour, on ponctionnerait, on évacuerait le liquide, et on placerait une sonde à demeure. Après quelques jours, quand les adhérences existeraient, on compléterait l'opération par les aspirations et les injections.

En 1855, M. Boinet avait encore proposé un autre procédé. Cette opération consiste dans une double ouverture du kyste à 15 jours d'intervalle. La première se fait de dehors en dedans à l'aide d'un gros trocart ; on retire le mandrin et on introduit dans la canule une grosse sonde qu'on laisse en place, une fois la canule retirée à son tour. Puis après 6, 8, 10 jours, on élargit l'orifice à l'aide d'une bougie conique et plus grosse. La sonde à demeure, puis cette bougie ont pour but d'entretenir une irritation utile à la formation et à la consolidation des adhérences. Enfin, on procède au second temps de l'opération, qui consiste à pratiquer une contre-ouverture dans la partie la plus élevée de la tumeur. Celle-ci se fait à l'aide d'un trocart long et recourbé, introduit par le premier orifice et dont on pousse la pointe de dedans en dehors. Cette contre-ouverture doit être faite à 5 ou 6 centimètres de la première ponction et en se rapprochant le plus possible du rebord des côtes et de l'appendice xiphoïde du côté droit. Dans ce nouvel orifice on place encore une sonde à demeure, qui sert à l'écoulement du liquide et à faire des lavages et des injections iodées. On peut du reste remplacer la sonde par un drain à condition qu'il bouche complètement les orifices. — Autour de cette sonde, se font de nouvelles adhérences et tout épanchement dans le péritoine devient impossible.

On procède alors au troisième temps de l'opération qui consiste à inciser les tissus à l'aide d'un bistouri, d'abord directement et de dehors en dedans jusqu'au péritoine, puis de dedans en dehors et sur une sonde cannelée.

Ce procédé operatoire est fort curieux, et M. Boinet dit l'avoir employé avec succès. Mais jusqu'à présent nous ne croyons pas qu'il ait été imité. Il est donc difficile de se prononcer ; toutefois, en reconnaissant les qualités de cette méthode, nous ne pouvons cacher que nous trouvons l'opération bien complexe et bien longue.

Nous ne ferons que mentionner pour finir le drainage proposé par M. Chassaignac à la Société de chirurgie. Ce savant chirurgien préfère ce procédé à l'ouverture large, qui suivant lui devrait être réservée aux cas extrèmes. Mais nous n'avons pas trouvé d'observation de ce genre, et nous croyons que le drainage a rendu assez de service ailleurs pour se consoler de ne pas avoir sa part dans le traitement des kystes kydatiques. — Et du reste le dernier procédé de M. Boinet n'est-il pas un drainage, et un drainage perfectionné ?

Avant de finir le chapitre des ponctions, nous voulons dire deux mots d'une question dont on a beaucoup parlé dans ces temps derniers. — C'est l'apparition d'un urticaire plus ou moins étendu à la suite de ponctions des kystes kydatiques du foie.

*De l'urticaire.* — Diverses explications ont été données au sujet de cette éruption, sans qu'aucun fait ne soit venu positivement les justifier. Bien des fois, cette complication, s'il est permis d'appeler complication un fait aussi peu grave, avait été observée, mais sans attirer l'attention d'une façon spéciale. Nous ne croyons pas pour notre part que la question méritait tout le bruit qu'on a fait autour d'elle. Lors d'une communication intéressante, faite récemment à ce sujet à la Société médicale des hôpitaux, M. le Dʳ Laveran (14 avril 1876), rappelant que lors de l'opération un peu de liquide était tombé dans le péritoine, donne à entendre

que cet épanchement a bien pu être cause de la poussée
éruptive. Comment alors expliquer les phénomènes? Est-ce
par lésion du nerf splanchnique. M. Laveran semble le
croire. Il ajoute encore que cette éruption constatée nombre de fois après la ponction n'a jamais été observée après
le traitement par les caustiques. — A propos de cette communication, M. Labbé rapportait un cas d'urticaire survenu 15 jours avant l'opération. La thèse de M. Faitot ne
semble pas avoir résolu la question. M. Dieulafoy rappor-
tant deux cas semblables se contente de faire remarquer
l'analogie qu'il y a entre cette éruption et le prurigo qui
survient chez les ictériques. Sans chercher à faire de théorie, il fait observer que ce prurigo des ictériques que l'on a
mis tout simplement sur le compte des acides biliaires dont
le conflit avec les terminaisons des nerfs serait apte sans
doute à produire les démangeaisons, pourrait bien comme
l'urticaire être sous la dépendance de certains troubles
hépatiques.

Nous n'aurions pas insisté sur cette question, si nous
n'avions eu nous-même, cette année, l'occasion d'observer
cette éruption chez la malade qui fait le sujet de notre
première observation. Chez cette femme très-nerveuse
nous avons vu, à quelques jours d'intervalle, apparaître
successivement deux poussées éruptives, succédant l'une et
l'autre à une violente dispute. Ne serait-ce pas chez notre
malade la vraie cause de l'urticaire, et n'y aurait-il pas là
le plus souvent le résultat d'une prédisposition individuelle.
Chez le malade de M. le D<sup>r</sup> Laveran l'éruption n'était pas
du reste la première de ce genre. — Déjà quelques années
auparavant il en avait été affecté à la suite d'une indiges-
tion d'escargots. Il y avait donc bien chez ce malade une
véritable prédisposition, comme on l'admet chez les indi-
vidus, chez lesquels il suffit de l'ingestion et surtout de

l'ingestion en excès de certains aliments. N'a-t-on pas vu encore cette éruption se montrer dans d'autres opérations, où comme l'a fait observer M. Bergeron (Soc. méd. des hôpit.), on ne pouvait accuser l'épanchement dans le péritoine. Nous ne croyons donc pas que cette éruption soit liée à un épanchement dans la séreuse péritonéale ; pour nous la cause vraie est la prédisposition individuelle, la cause efficiente et apparente est l'opération; pourquoi? on n'en sait rien, mais on se contente de le constater. Quant à en tirer des déductions au point de vue du diagnostic ou du pronostic, il ne faut pas y penser.

Dans une observation publiée dans la Gazette hebdomadaire 1873 (obs. XVI), on trouve un autre exemple d'éruption survenue un mois après la ponction. — C'est un zona guéri en dix jours. Nous ne les mentionnons qu'à titre de curiosité.

*Procédé Récamier*. — C'est en réalité le D$^r$ Masseau, correspondant de l'Académie, qui en 1825 eut le premier l'idée d'employer pour les kystes hydatiques du foie ce mode de traitement, que Récamier n'avait encore proposé que pour les abcès de cet organe. Récamier en rendant l'opération méthodique, lui donna son nom et de plus la compléta par la ponction exploratrice.

Voici comment ce chirurgien opérait. Quelques jours après la ponction exploratrice, faite avec un trocart très-fin, il faisait sur le point le plus saillant de la tumeur une première application de potasse caustique, comme pour les abcès. Ce premier temps de l'opération avait pour but la formation des adhérences; quand il les supposait établies, il faisait une deuxième application assez profonde pour atteindre le sac et l'ouvrir. Il le vidait de son contenu, aidant la sortie des hydatides par des lavages d'abord émollients.

puis par des injections détersives et enfin antiseptiques. Pour empêcher l'entrée de l'air dans le sac, dont-il avait observé l'effet funeste dans les cas de rupture spontanée, Récamier avait grand soin de maintenir le foyer rempli autant que possible de liquide. On n'en est plus à compter les succès obtenus par cette méthode (voir les obs. de LIII à LXIX). Malgré cela ce procédé a aussi des dangers. Il nous suffira de rappeler le cas de mort rapportés par M. Desnos, obs. LXIV, et le cas si curieux cité par M. Jaccoud où la mort fut le résultat d'une hémorrhagie intra kystique, survenue 24 heures après l'opération (obs. de Gayet, citée par M. Jaccoud (1). Pour le reste nous renvoyons au chapitre des adhérences, et à nos observations.

Malgré tous ces inconvénients le procédé restait, mais subissant de nombreuses modifications, dont nous ne citerons que les plus importantes.

M. Dolbeau, rejetant la ponction capillaire en tant que méthode curative, et n'en faisant qu'un moyen d'exploration, a remplacé la potasse caustique par la pâte de Vienne; de plus il ouvre le sac avec le bistouri, en incisant crucialement l'eschare. Cette ouverture est maintenue béante à l'aide d'une mêche ou d'une sonde flexible engagée dans le kyste. M. Dolbeau fait des injections et lorsque le feuillet interne du kyste se détache, il en facilite l'issue avec une pince. Ce procédé est simple et le plus employé aujourd'hui.

Le procédé de Demarquay était plus compliqué et se composait de plusieurs temps. Nous en trouvons la description dans la Gaz. des hôpitaux (1873, p. 618).

Dans un premier temps, large incision de 0,07 à 0,08 de long et application immédiate au fond de la plaie d'un

(1) Loc. cit.

large morceau de pâte de canquoin recouvert avec un peu
d'ouate et maintenu par une large bande de diachylon et
un bandage de corps. (Demarquay préférait le chlorure de
zinc à la pâte de Vienne à cause de sa consistance.) 24
heures après on enlève le caustique et l'on panse simplement avec de la charpie. Or jamais le péritoine n'est
atteint du premier coup comme on a semblé le craindre.

Les violentes douleurs causées par les caustiques sont
immédiatement atténuées par les injections sous-cutanées
de morphine, qu'on peut répéter 2 fois par jour: on laisse
ensuite l'eschare se détacher d'elle-même sans l'inciser. On
ne le ferait que s'il fallait pratiquer une rapide ouverture.
On doit attendre que la fluctuation soit manifeste sous le
doigt pour enfoncer le trocart, ce qui est le second temps.
L'ouverture, qu'elle soit faite avec le bistouri, un trocart ou
le caustique doit être large, car au bout de quelques jours,
par rétraction de la poche et des adhérences elle ne tarde
pas à se rétrécir considérablement. Le troisième temps
consiste dans l'introduction dans la plaie d'une canule en
caoutchouc dont on bouche l'orifice avec un fausset, qu'on
aura le soin d'enlever plusieurs fois par jour afin de permettre l'écoulement facile du liquide.

Il faut que cette canule soit grosse, car l'ouverture se
rétrécit plus tard en bourgeonnant ou en s'œdématiant au
contact des liquides. Enfin injections répétées 4 à 5 fois par
jour au moins et continuées pendant tout le traitement.

A mesure que la poche se rétracte, on enlève plusieurs
fois par jour la canule pour faciliter l'écoulement au
dehors des liquides et des membranes parasitaires. En
même temps on comprime l'abdomen avec un bandage
destiné à empêcher la rupture des adhérences au moment
de la rétraction des parois du kyste.

Démarquay résumait ainsi ces modifications qui avaient

pour but de répondre aux objections faites à la méthode de Récamier.

1° Douleurs calmées par la morphine.

2° Infection purulente et putride combattue par les injections iodées.

3° La rupture des adhérences ayant causé la mort dans un cas de M. Leudet (obs. LIX), n'est plus à craindre, l'action profonde des caustiques et la chute naturelle des eschares étant une garantie parfaite.

Enfin répondant à une dernière objection, la longueur du traitement, Demarquay rappelait le cas de M. Dieulafoy où il a fallu 300 ponctions et finalement recourir à une canule en gutta percha.

M. Richet a également introduit des changements importants, qui font véritablement de cette opération quelque chose de tout spécial.

Ce procédé compte quatre temps.

1er *temps*. — Ponction capillaire exploratrice, mais en comptant jusqu'à un certain point sur la posssibilité d'une guérison comme on l'a observé.

2e *temps*. — Cautérisation d'abord avec la pâte de Vienne, puis avec le chlorure de zinc.

3me *temps*, Quand on atteint le péritoine, ponction d'abord avec un petit trocart pour s'assurer de l'épaisseur des parties à traverser et de la solidité des adhérences.

4me *temps*. Ponction avec un trocart gros comme le pouce au centre même de l'eschare, canule à demeure, jusqu'au lendemain en ne vidant le kyste qu'à moitié tout au plus. « Ce n'est que le lendemain ou même le surlendemain que je substitue à la canule métallique une canule souple de gomme, mais de même calibre. De cette façon on évite sûrement l'infiltration du liquide du kyste à travers les adhérences. » (Richet).

On peut ultérieurement, si besoin est, élargir l'orifice avec l'éponge préparée, qui ouvre la voie à une canule plus grosse, comme celle par exemple qui est dite rectale, parce qu'elle sert aux rétrécissements du rectum. Enfin on fait des injections. On ne doit diminuer qu'avec lenteur le calibre des canules et ne les supprimer qu'après modification sensible et rapprochement notable des parois du kyste. *Gaz. des hôp.* 1872).

En résumé tous ces procédés se ressemblent au point de vue de la formation des adhérences, mais ils diffèrent notablement dans leur deuxième partie. Auquel donner la préférence? C'est là, pensons-nous, une affaire toute personnelle. Pour nous, nous adopterions volontiers le procédé suivant, tiré de ce que nous venons de voir et qui serait moins compliqué que celui de MM. Demarquay et Richet.

1° Cautérisation avec pâte de Vienne, etc.

2° Ponction de l'eschare avec un gros trocart.

3° Sonde à demeure.

4° Lavages.

Nous croyons l'incision préalable inutile et la cautérisalion d'emblée préférable. Nous croyons de même qu'il vaut mieux ponctionner l'eschare que l'inciser. En le ponctionnant on se met autant qu'il est possible à l'abri des accidents qui pourraient résulter de l'insuffisance des adhérences. Or nous savons combien est fréquente cette insuffisance. C'est du reste un fait généralement admis, et sur lequel M. Verneuil a particulièrement insisté. Enfin la sonde à demeure aura ici encore tous les avantages dont nous avons parlé.

### DES INJECTIONS.

L'idée de faire dans les kystes, après leur ouverture, des injections d'un liquide remonte au début même de l'intervention chirurgicale. Le but était alors, soit de faire des lavages, soit en maintenant le kyste rempli de le mettre à l'abri du contact de l'air. (Récamier).

Les liquides employés étaient l'eau simple généralement tiède, l'eau alcoolisée ou la teinture d'eucalyptus, etc. Plus récemment et dans un but différent on a préconisé l'emploi de la bile et de la teinture d'iode.

Nous ne nous arrêterons pas aux injections d'eau tiède ou alcoolisée, destinées à de simples lavages, et nous nous étendrons plus longuement sur l'emploi de la bile et de la teinture d'iode.

*Bile*. — Les médecins avaient été frappés des effets de la bile dans les cas où un canal biliaire était venu à s'ouvrir dans le kyste. Remarquant que la guérison avait été souvent rapide, ils eurent l'idée de faire suivre la ponction d'une injection de ce liquide. M. Dolbeau proposa cette méthode en 1856. Toutefois ce fut M. Voisin qui pratiqua le premier cette injection. Le succès n'enhardit cependant que modérément les opérateurs, et il n'y eut guère que M. Voisin qui y eut recours plusieurs fois.

En 1874, à la Société de Biologie cette question a été reprise par M. Troisier, à propos d'un fait observé par M. Landouzy et qui avait permis à l'autopsie d'assister au premier temps de la guérison spontanée des kystes par l'action de la bile.

Cette année un autre fait de ce genre a encore été communiqué à la Société anatomique par notre collègue, M. Porack.

Outre cette propriété de tuer les échinocoques, la bile aurait encore des qualités antiseptiques, son emploi se ferait sans douleur, enfin le liquide qui s'écoulerait resterait sans odeur fétide.

Mais à côté de ces qualités, la bile expose à des dangers terribles. On sait quels effets désastreux peut produire la pénétration de ce liquide soit dans le péritoine, soit dans le tissu cellulaire. Aussi croyons-nous avec M. Gosselin, que l'emploi en sera toujours bien difficile.

*Teinture d'iode.* — C'est M. Boinet qui le premier a eu l'idée de traiter les kystes hydatiques du foie par les injections iodées. Les premiers essais remontent à 1851 et furent faits à la Charité dans le service de M. Briquet. Le succès en fut communiqué à la Société de chirurgie (Nov. 1851). En 1854, Nélaton employait à son tour ces injections, et depuis le procédé a été généralement adopté, mais d'une façon différente.

Les uns pensent trouver dans cet agent un modificateur puissant tant du contenant que du contenu. Pour ceux là la teinture d'iode tue les échinocoques et empêche la décomposition putride. Pour les autres, c'est seulement comme antiputride que la teinture d'iode doit être employée. De cette différence dans les idées résulte aussi une différence dans le mode d'emploi. La teinture d'iode est tantôt injectée d'emblée par ponctions capillaires, tantôt elle est employée pour des kystes ayant résisté à la ponction simple, tantôt enfin elle est réservée pour les kystes largement ouverts, soit par la ponction avec un gros trocart et sonde à demeure, soit par le procédé dit de Récamier.

Enfin l'iode est encore injectée après évacuation complète

du liquide, par d'autres au contraire après une évacuation très-incomplète ; pour les uns l'injection doit être retirée, pour les autres elle doit être laissée en totalité ou en partie. (Aran, Chassaignac, Vigla, etc.). Les faits heureux sont nombreux. Mais il y a aussi des cas malheureux. L'accident le plus fréquent a été l'iodisme, du reste sans gravité, et que l'on pourrait éviter en ne laissant plus l'injection dans le kyste, comme le faisait Aran.

Il est encore tout indiqué de n'employer que des solutions diluées, telles que : eau distillée, 50 ; teinture d'iode, 50 ; iodure de potassium, 2 gr. ou 4 gr. Du reste pour ces détails on ne saurait mieux faire que consulter l'excellent traité de M. Boinet.

On y trouvera une observation où la mort fut même le résultat de semblable injection. (Obs. de MM. Mesnet et Boinet).

Ne faut-il pas craindre en effet que la teinture d'iode, moyen trop irritant, ne provoque l'inflammation et la suppuration du kyste. C'est ce qui a fait dire à M. Gosselin : « Quand ce moyen a donné de bons résultats, soyez sûr qu'il n'a réussi qu'après avoir fait naître des dangers, qui souvent ont même pu amener la mort. Or on ne doit pas exposer à la suppuration et à toutes ses conséquences une cavité de ce genre, dans laquelle se trouvent des matières organiques, faciles à putréfier au contact de l'air, dont l'expulsion est empêchée par la situation profonde du foyer, par l'obligation de ménager le nombre et l'étendue des incisions, à cause du péritoine, par la nécessité même de faire avec beaucoup de prudence les lavages consécutifs, dans la crainte encore d'inflammation du péritoine voisin. »

Nous réserverons les injections iodées pour les cas où les kyste aura été plus largement ouvert et où une sonde à demeure facilitera l'écoulement. Dans ces cas, la surveillance sera aussi plus facile, et si l'inflammation survient on pourra agir aisément, dût-on même ouvrir largement le kyste, ce que faciliteraient les adhérences.

Ainsi envisagée l'injection devient le complément naturel de toute opération ; son innocuité comme ses avantages ne sont pas discutables et sont admis aujourd'hui par tous les chirurgiens.

### TRAITEMENT DES KYSTES OUVERTS DANS LE THORAX

Nous ne dirons rien des kystes qui s'ouvrent au dehors. Le plus souvent la guérison sera spontanée. Le kyste se videra et la fistule se fermera. Si cette cicatrisation tardait trop, il n'y aurait qu'à se comporter comme dans les cas où le kyste a été ouvert artificiellement.

Nous ne dirons rien non plus des kystes, qui s'ouvrent dans l'estomac, l'intestin, le péritoine, etc. Nous en savons déjà assez sur le pronostic de ces complications, pour ne pas nous faire illusion au point de vue du traitement.

Il n'en est plus de même des kystes ouverts dans la plèvre. Longtemps considérée comme au-dessus des ressources de l'art, cette complication, depuis les travaux de M. Moutard-Martin (1) a beaucoup perdu de la gravité de son pronostic. M. Moutard-Martin a rapporté trois faits, à lui personnels, dans lesquels l'intervention sauva les malades, quoique leur santé fût gravement compromise. De ces trois faits, on peut donc conclure que loin d'abandonner les malades, le médecin peut et doit intervenir. Nous ne prétendons pas qu'on sera toujours aussi heureux, mais la chance d'une guérison, quelque faible qu'elle soit, suffit pour condamner l'abstention. Ces trois observations nous font voir

(1) Loc. cit. et Union médicale, 1873, n° 147.

encore qu'il ne faudra pas compter sur la ponction avec aspiration. Chez deux de ces malades elle fut tentée, soit avec les trois aiguilles de l'appareil Dieulafoy, soit avec celles de l'appareil de M. Potain. Dans les deux cas, l'écoulement fut insuffisant, la canule ayant été obstruée par des débris d'hydatides. Si donc on se décidait à faire cette ponction à titre d'exploration, il faudrait toujours s'attendre à être forcé de revenir à un traitement plus radical, c'est-à-dire à l'empyème. Du reste, cette opération n'est plus considérée aujourd'hui comme des plus graves.

Mais, comme le fait remarquer M. Moutard-Martin, quel eût été le sort de ces malades il y a seulement 10 ans ? Aurait-on songé à faire l'opération de l'empyème, et la crainte qu'inspirait la large ouverture du thorax, n'aurait-elle pas condamné les malades à une mort certaine ? On est heureusement aujourd'hui plus familiarisé avec cette opération, et on ne devra pas, croyons-nous, hésiter dans des cas semblables.

## CONCLUSIONS

La première partie de notre travail, étant une simple étude de quelques symptômes et du diagnostic, nous réserverons nos conclusions pour la deuxième partie.

Le traitement médical est encore à démontrer ; il ne pouvait tout au plus être que palliatif, et surtout complémentaire du traitement chirurgical.

Le traitement chirurgical est seul réel, et il est commandé d'y recourir chaque fois que le kyste hydatique s'est assez développé pour amener des troubles sérieux. Agir trop tôt, serait compromettre inutilement la vie, puisqu'aucun procédé opératoire n'est à l'abri des dangers. Agir trop tard serait s'exposer à être devancé par les accidents, ou tout au moins à se placer dans de mauvaises conditions au point de vue du résnltat.

Les adhérences ne sont nécessaires que lorsqu'on veut pratiquer une large ouverture, soit avec un très-gros trocart, soit avec le bistouri. Du reste, elles existent naturellement plus souvent qu'on ne croit.

La ponction doit toujours être évacuatrice, et on doit s'efforcer d'évacuer le plus possible du contenu du kyste. La théorie de Murchinson doit donc être absolument rejetée. On n'emploiera la ponction dite exploratrice, que dans les cas où on serait décidé à recourir à une large ouverture. On devra encore s'efforcer d'évacuer par cette ponction, la plus grande partie du liquide, et on devra la faire non plus en bas, mais en haut du kyste.

La ponction capillaire avec aspiration est préférable à la ponction avec le trocart fin, parce qu'elle met le kyste à l'abri du contact de l'air.

La ponction capillaire ne peut le plus souvent amener la guérison que des kystes uniloculaires. Toutefois cette opération étant très-bénigne, pourra être essayée une fois, à moins que le kyste n'ait suppuré.

Mals si cette ponction reste sans effet, ou si le kyste a suppuré, il faut recourir à un traitement plus radical, et toute ponction successive ne fera le plus souvent qu'amener l'inflammation du kyste, ou l'exagérer si elle existe.

Ce traitement radical consistera dans une ouverture plus ou moins large de la tumeur.

La ponction avec un gros trocart et une sonde à demeure ne nécessitant pas la formation préalable d'adhérences, est une excellente opération, tout à la fois rapide et aussi souvent innocente que la ponction capillaire. Enfin la sonde à demeure amenant la formation d'adhérences, permettra plus tard si besoin en est, d'ouvrir plus largement encore la tumeur.

Pour avoir une ouverture plus large, les adhérences sont nécessaires ; elles doivent être solides et durables. Le meilleur moyen de les obtenir est encore l'emploi des caustiques. On a le choix entre les divers procédés de MM. Dolbeau, Démarquay, Richet, etc., tous supérieurs à celui de Récamier.

Toutefois, nous préférons l'emploi du trocart à celui du bistouri ; de plus, nous compléterons cette opération par la sonde à demeure, et l'aspiration telle que l'a faite M. le D Clément d'Aigues-Morte.

L'injection iodée aprés ponction capillaire est dangereuse parce qu'elle expose à l'inflammation et à la suppuration du kyste. Mais elle est le complément indispensable du traitement par large ouverture, — comme antiseptique.

Quant à la bile, son rôle est certain ; mais ses dangers sont tellement graves, que nous croyons son emploi des plus difficiles.

## OBSERVATIONS

Ne pouvant rapporter ici tous tous les faits que nous avons pu consulter, nous nous contenterons de résumer les principaux. Ayant surtout à nous occuper du traitement, nous grouperons autant que possible nos observations suivant les caractères communs qu'elles présentent à ce point de vue.

Nous reproduirons successivement les faits qu'on peut invoquer pour ou contre la ponction, ceux dans lesquels on a été contraint d'employer plusieurs modes, de traitement, les cas enfin qui ont été traités par la sonde à demeure, le procédé de Récamier, etc.

1° *Kystes hydatiques du foie traités par la ponction capillaire, avec ou sans aspiration, avec ou sans injection.*

Obs. I. Opération pratiquée avec le trocart moyen de l'appareil aspirateur de M. Potain. — Pas d'injection iodée. — Guérison.— (Personnelle).Femme âgée de 33 ans, entrée le 29 février 1876, à l'hôpital Saint-Antoine, salle Sainte-Cécile (Service de M. le Docteur Mesnet).

Dans les antécédents de cette femme rien de spécial au point de vue qui nous occupe. Rien non plus du côté des ascendants.

A l'âge de 21 ans, accidents syphilitiques, et accouchement à terme d'un enfant mort, depuis troubles mal définis de la santé, probablement de nature hystérique. Pas d'accidents hépatiques, pas d'ictère, mais depuis un an perte d'appétit, quelquefois des nausées sans vomissements, de la tendance à la constipation.

Début il y a trois mois par des élancements dans le côté droit, au point d'empêcher quelquefois cette femme de travailler ; mais se faisant plus sentir dans le dos que vers l'hypochondre ou l'épigastre. La malade s'aperçut à ce moment de la présence d'une tumeur, ayant déjà les dimensions qu'elle présente aujourd'hui. La pression et même la simple palpation étaient douloureuses. Depuis quelque temps déjà le corset avait été abandonné ; à partir de ce jour la malade se vit forcée fréquemment de desserrer ses vêtements.

Les choses en étaient là lorsque la malade vint à l'hôpital.

Voici alors ce que nous constations : l'hypochondre droit présentait une voussure s'étendant à gauche jusqu'à la ligne médiane, et en bas jusqu'à environ deux travers de doigt au-dessus de l'ombilic.

La palpation était douloureuse partout, mais surtout à droite. Par elle on constatait la présence d'un corps assez dur, arrondi, non bosselé de consistance uniforme en tout point, et semblant pouvoir se délimiter de la façon suivante.

En haut la tumeur paraissait se continuer avec les fausses côtes, en bas elle se prolongeait dans une étendue de trois travers de doigt environ, à gauche elle s'arrêtait à l'épigastre, où la pression était encore assez pénible, à droite enfin elle était assez bien délimitée par une ligne étendue du mamelon droit à l'épine iliaque antérieure et supérieure du même côté. La peau glissait facilement du reste sur cette tumeur, qui était au contraire peu mobile, difficile à déplacer, mais suivait les mouvements des côtes pendant la respiration. On pouvait assez bien glisser le bord cubital de la main entre elle et les deux dernières fausses côtes.

La malade étant couchée sur le côté gauche, la tumeur devenait plus apparente à l'épigastre sans dépasser la ligne médiane. Le décubitus sur le côté droit modifiait au contraire à la peine la situation; du reste il était très-pénible, et ne pouvait être prolongé. La malade étant levée la tumeur devenait plus saillante, ce qu'exagéraient encore les efforts de toux.

La percussion donnait les mêmes résultats ;

Outre la matité elle permettait encore de constater une fluctuation profonde, surtout quand on percutait d'une main, l'autre étant placée en arrière de l'hypochondre droit. Nulle part il n'y avait de frémisse ment hydatique.

On diagnostiqua un kyste hydatique du foie.

La fluctuation l'absence de frémissement permettaient de croire qu'il y avait dans cette tumeur plus de liquide que de poches hydatiques. D'autre part la marche lente de l'affection, l'absence de troubles sérieux, de phénomènes aigus, frissons, fièvre, douleurs vives, nous engageaient à penser que ce kyste devait être simple, non compliqué, et surtout non encore enflammé.

M. Mesnet étant décidé à recourir à l'opération, fit venir M. Boinet. On était alors le 16 mars. et il n'était survenu rien de nouveau depuis que la malade était dans le service. M. le Dʳ Boinet ayant examiné la malade, diagnostiqua également un kyste hydatique du foie, probablement simple, et il fut décidé qu'on ferait l'opération le samedi suivant 25 mars.

La ponction fut faite avec le trocart moyen de l'appareil Potain. Le liquide sortit en jet ; il était parfaitement incolore, analogue à de l'eau de roche.

Si on imprimait quelques mouvements de latéralité à la canule, on sentait manifestement que son extrémité se remuait librement dans une cavité assez spacieuse. On obtint 1,000 grammes environ de liquide lequel devint à la fin légèrement trouble et sanguinolent, mais l'écoulement n'avait pas été un seul instant interrompu. L'examen microscopique nous montra de nombreux crochets d'échinocoques.

La journée et la nuit furent bonnes. Pas de frisson, pas de douleur, palper peu douloureux. P. 76.

Le 26. Pas de frisson. Une seule fois élancement douloureux vers l'hypochondre droit. Palpation et percussion non douloureuses ; ventre souple et sans ballonnement. On prescrit deux lavements purgatifs. Toujours repos complet.

Le 27. Apparition de plaques d'urticaire dans les points sur lesquels la malade repose. Dans la journée, extension aux cuisses, à l'abdomen à la poitrine, au cou et aux avant-bras. Sur les mains on n'observe que des plaques rouges sans saillie. Démangeaisons vives. Rien du côté de la piqûre. Pas de rougeur, ni de douleur même à la pression.

Le 29. Hier, état satisfaisant. Cette nuit quelques petits frissons, vers une heure du matin, durant encore toute cette journée ; quelques petites douleurs mais fugaces et légères, plutôt des coliques, ventre souple. Pas de fièvre, P. 85, mais peau fraîche, langue humide, parfaitement normale ; toutefois peu d'appétit. L'urticaire s'efface.

Le 30. L'urticaire a disparu, ainsi que les frissons. Ayant recherché la cause de cet accident, en somme bien peu important, nous apprenons que le 26 au soir la malade a eu une violente altercation avec d'autres malades. Sans avoir eu de véritable attaque de nerfs, elle a été prise d'un tremblement qui l'a tenue éveillée une partie de la nuit. Malgré cet accident survenu au lendemain de l'opération, l'état reste excellent, et nous ne croyons pouvoir attribuer l'urticaire à autre chose qu'à la surexcitation nerveuse.

Le 31 et 1ᵉˢ avril. Rien de nouveau.

Le 2. Réapparition de l'urticaire, hier vers trois heures de l'après-midi, sur les bras, le siége et la joue. Larges plaques saillantes. Cette fois encore l'éruption a été précédée par une querelle.

Le 3. Larges plaques d'urticaire faisant un relief de près d'un millimètre, irrégulières et formant à la face antérieure et latérale externe des bras, surtout à gauche, de véritables nodosités et ayant provoqué à la face un œdème étendu.

Le 4. Persistance de l'urticaire. qui sur le bras droit forme une large plaque ayant un aspect presque ecchymotique.

Le 5. L'urticaire a disparu ; il ne reste plus qu'un peu de gonflement de la face, et sur le bras droit une teinte toujours un peu ecchymotique.

Etat du reste excellent. L'hypochondre n'est nullement douloureux même à la pression.

Le 17. Réapparition de quelques douleurs mais peu intenses. Le malade semble avoir eu encore hier une contrariété assez grande. L'urticaire n'a pas reparu.

Magnant:              7

Le 27. L'état général s'étant toujours maintenu satisfaisant, la malade se lève et rien de nouveau ne survient jusqu'à la sortie. A cette époque (mois d'avril), la tumeur n'avait par reparu.

Depuis ,nous avons revu cette femme à plusieurs reprises. Son état est excellent ; elle n'éprouve aucune gêne et se considère comme parfaitement guérie. L'examen pratiqué chaque fois avec soin (la deuxième fois, à la fin de septembre), ne nous a pas permis d'en constater la moindre trace.

M. le Docteur Mesnet considère cette malade comme débarrassée de son kyste.


— Obs. II. Ponction avec le trocart moyen de l'appareil Potain. — Mort. (Personnelle). — Homme âgé de 52 ans, entré le 28 septembre 1875 à l'hôpital Saint-Antoine, salle Saint-Hillaire, service de M. Mesnet.

Cet homme était malade depuis deux ans, lorsqu'il vint à l'hôpital. Il toussait et se plaignait d'être oppressé. A l'examen de la poitrine on trouvait des signes de phthisie.

De plus, il portait dans l'hypochondre droit une tumeur, mais disait n'en avoir jamais été incommodé.

A notre arrivée dans le service (janvier 1876), voici ce que nous observions : L'hypochondre droit était le siége d'une voussure très-manifeste, qui masquait le rebord des dernières côtes : en dedans elle atteignait l'appendice xiphoïde, semblant suivre en dehors et en haut le bord des fausses côtes : en arrière la voussure s'étendait jusqu'à une ligne étendue obliquement du sommet de la dernière côte, à l'épine iliaque antérieure et supérieure : en bas la voussure était limitée par une ligne allant de cette même épine iliaque à l'ombilic. La peau avait du reste partout sa coloration normale, sans développement exagéré des veines tégumentaires.

Par la palpation on constatait la présence d'une tumeur, qui en haut semblait s'enfoncer vers l'épigastre au dessous de la dernière côte tandis qu'en dehors elle paraissait plus superficielle, plus en rapport avec les côtes. Toutefois on pouvait encore par le palper l'en isoler assez bien. En arrière cette tumeur sembait s'enfoncer profondément vers la région lombaire. En bas elle s'arrêtait à deux ou trois travers de doigt de l'épine iliaque antérieure et supérieure, et en dedans à un travers de doigt environ de la ligne médiane.

La percussion faisait reconnaître l'existence d'une matité répondant à peu près à ce qu'avait déjà appris la palpation.

En résumé, tumeur manifestement convexe inférieurement, un peu douloureuse à la pression, non bosselée non pulsatile, non fluctuante, s'élevant et s'abaissant pendant la respiration, n'étant du reste le siége que de quelques picotements sans importance. Quant à sa mobilité elle était peu étendue, ne permettant que très-peu de déplacement quand le malade se couchait sur le côté gauche, de même quand on le faisait coucher sur le côté droit.

Avec cela peu de troubles fonctionnels, un peu de perte de l'appétit quelques coliques, mais ni vomissements, ni diarrhée, ni constipation, ni ictère. Pas de signes aigus, frissons, fièvre, etc.

Du coté de la poitrine, des craquements, du souffle au sommet avec de la matité, etc.

Le diagnostic de M. Mesnet avait été kyste hydatique du foie et tuberculose pulmonaire.

Du mois de janvier au mois de mars marche lente de l'affection.

Le 16 mars, M. le D<sup>r</sup> Boinet confirme le diagnostic et l'opération est décidée pour le 25.

Ponction avec le trocart moyen de l'appareil Potain, pas une seule goutte de liquide. Lorsqu'on essaie de remuer la canule, on sent que l'extrémité plonge dans une masse comme solide et non dans une cavité. On ne peut la déplacer.

Après avoir essayé vainement de déboucher la canule, on la retire, et on trouve alors de petits fragments gélatiniformes d'un jaune gris, ayant tout à fait l'aspect de la substance qui compose la membrane kystique des tumeurs hydatiques. Ils sont tout à la fois résistants et élastiques. Pas de trace de liquide, sang, pus, etc.

La plaie est fermée avec du diachylum.

Que penser, et à quoi attribuer l'insuccès de la ponction? Evidemment le trocart a bien pénétré dans un kyste et non dans le foie, et ce kyste, tout le fait croire, doit être de nature hydatique.

MM. Mesnet et Boinet pensent que c'est là un kyste en voie de régression, dont le liquide a disparu, ne laissant plus qu'un magma dans lequel le trocart a plongé. Que va-t-il en résulter? La guérison, ou bien l'inflammation, la suppuration?

Jusqu'au 20 avril, l'état est assez satisfaisant. A peine pendant les cinq à six premiers jours le malade a-t-il ressenti quelques douleurs sourdes. Il n'a gardé du reste le repos au lit que pendant trois jours Il n'a pas éprouvé d'accidents.

Le 20. Cette nuit, diarrhée avec coliques vives ; les selles examinées avec soin ne renferment pas de traces d'hydatides. La tumeur est douloureuse à la pression et en même temps le siége d'élancements. Du reste, depuis trois ou quatre jours, notable augmentation de volume.

A partir de ce jour aussi frissons et fièvre le soir jusqu'au 23. Du 23 au 25 état plus satisfaisant.

Le 25. Nouveaux frissons avant la visite. Pression toujours douloureuse à l'épigastre. La tumeur conserve ses caractères : elle est globuleuse, sans bosselures, dures et non fluctuante. L'appétit diminue de plus en plus. Au contraire l'oppression et la gêne du côté de l'estomac ne font qu'augmenter. L'état général s'aggrave manifestement.

Pendant une semaine l'état paraît un peu meilleur, et le malade qui s'ennuie veut quitter l'hôpital. Il sort le 2 mai, mais incapable absolument de travailler, il revient le 9.

La tumeur fait un relief bien plus considérable ; en même temps elle est molle, fluctuante, mais toujours sans bosselure.

Jusqu'à la fin du mois de mai, l'état ne fait que s'aggraver. L'appétit est nul, l'oppression augmente, et à partir du 21, il y a des vomissements bilieux continuels, la tumeur est très-douloureuse à la pression et toujours fluctuante.

Le malade succombe le 29 ; L'autopsie est faite le 30.

*Autopsie.* — Pas d'adhérences de la tumeur avec la paroi abdominale. A l'ouverture du cadavre on observe l'écoulement d'une quantité considérable d'un liquide épais de couleur jaune verdâtre, grumeleux, renfermant une sorte de magma gélatiniforme, formé évidemment de poches kystiques. Entre les anses intestinales même masse assez dense, puriforme, également d'un jaune verdâtre, et facile à enlever ; pas d'adhérences du reste avec les anses intestinales.

La tumeur apparaît comme un sac à moitié vidé, de forme aplatie, occupant presque tout le flanc droit, et comme suspendu au bord inférieur du foie, plongé au milieu de la masse intestinale, sauf du côté où elle répond à la paroi abdominale.

La vésicule biliaire est placée à gauche de la tumeur, à sa place habituelle et parfaitement libre de toute adhérence.

La tumeur présente non loin de son attache au bord du foie et à son point le plus rapproché de la vésicule biliaire un orifice à contours nettement arrondis, de la dimension d'une pièce de cinquante centimes à un franc. Cet orifice qui a permis au liquide de se répandre dans le

péritoine, nous laisse voir l'épaisseur et la résistance assez grande de
la paroi du kyste.

Au point correspondant et non loin de son fond la vésicule présente
également un orifice ; elle contient un peu de ce liquide épanché dans
la cavité abdominale ; le canal cystique et le canal cholédoque sont
absolument oblitérés par des débris de vésicules hydatiques, jaunes,
et de consistance analogue à celle de la gélatine.

Mais nulle part d'adhérences entre le kyste et la vésicule. On trouve
enfin du liquide épais, plus noirâtre dans l'estomac et l'intestin, ce
liquide, en tout semblable à ce que rendait le malade par la bouche et
dans les garde-robes, pendant les derniers jours.

En résumé l'autopsie nous a montré que ce kyste s'est ouvert dans
les voies biliaires, mais que l'absence d'adhérences a permis l'épanchement, tout à la fois, du liquide hydatique et de la bile dans le péritoine. C'est évidemment là ce qui a causé la mort du malade.

Toutefois nous devons faire remarquer que rien pendant la vie
n'avait pu faire supposer que nous trouverions tous ces dégats à l'autopsie. Nous devons faire aussi remarquer que ce kyste, quoiqu'ancien,
ce qui démontre l'épaisseur des parois, n'avait nulle part contracté
d'adhérences.

De ceci, que pouvons-nous conclure, si ce n'est que çà n'était pas là
un cas pouvant guérir par la ponction capillaire, même si on eût ajouté
'injection iodée ? Nous croyons que dans un cas semblable l'ouverture
large pourrait seule donner de bons résultats. Nous croyons aussi que
l'absence de toute fluctuation (et elle était ici tout évidente), devrait
être prise en sérieuse considération. Du reste, après l'échec si évident
de la ponction, et en présence des phénomènes ultérieurs, il n'y avait
pas ici d'autre parti à suivre si on voulait intervenir. C'était l'opinion
de MM. Mesnet et Boinet. S'ils ne le firent pas, ce fut à cause de
l'état général du malade ; et surtout à cause de l'état de ses poumons.

Nous allons maintenant rapporter brièvement les principaux cas où
la ponction a été employée, en commençant par ceux dans lesquels la
guérison paraît avoir été obtenue.


Obs. III. — Kyste hydatique du foie, traité par la ponction capillaire. Guérison. Récamier (*Revue médicale* 1825, t. 1er, p. 28. — Il s'a-
gissait d'une femme portant depuis plusieurs années une tumeur

dans l'hypochondre droit. Récamier diagnostiqua un kyste hydatique du foie.

La ponction faite avec un trocart très-fin donna issue à un liquide aqueux et limpide. La malade quitta l'hôpital parfaitement guérie.

Obs. IV. — Ponction avec un trocart plat. Guérison. (Hawkins et Brodie). — Jeune garçon, âgé de 12 ans environ, admis à l'hôpital Saint-Georges, dans le service du D<sup>r</sup> Chambert, au mois d'août 1822. Tumeur manifestement fluctuante. Le trocart introduit par Brodie, sous les côtes où la fluctuation était la plus nette, donne issue à une pinte et demie d'un liquide incolore et transparent. La guérison est rapide et sans fièvre. (*Medico chirurgical Transact*, t. XVIII, p. 118 cité par Budd.)

Obs. V. Ponction. Guérison. Hawkins et Brodie. — La malade était une femme de 20 ans. La ponction donna issue à trois pintes d'un liquide incolore et transparent.

La malade se rétablit parfaitement et six ans après elle n'avait eu aucune rechute. (*Medico chirurgic transact.* XVIII, cité par Budd.)

Obs. VI. Dix ponctions, la dernière suivie d'une injection iodée. Guérison. Aran, 15 septembre 1854. (*Bulletin de thérapeutique*). — Malade âgé de 31 ans affecté d'un kyste volumineux, occasionnant du malaise dans la partie droite de la poitrine, et de la gêne de la respiration. Pas de frémissement hydatique, mais seulement du frottement péritonéal.

Première ponction, le 17 août 1852, exploratrice et faite avec un trocart capillaire. Issue de 350 à 380 gr. d'un liquide transparent et clair comme de l'eau de roche. Pas d'accidents.

Deuxième ponction, le 5 septembre. 250 à 300 gr. d'un liquide trouble, renfermant un peu de sang. Pas d'accidents.

Troisième ponction, le 20 septembre. 100 à 125 gr. d'un liquide un peu trouble. Pas d'accidents.

Quatrième ponction, le 18 octobre. 125 gr. d'un liquide un peu trouble, séreux. Pas d'accidents.

Cinquième ponction, le 25 octobre. 750 gr. d'un liquide trouble jaune, rougeâtre, paraissant contenir du pus et des matières grasses. Pas d'accidents.

Sixième ponction, le 11 novembre. 60 gr. d'un liquide trouble, jaune rougeâtre. La canule se fausse. Pas d'accident.

Septième ponction, le 20 novembre. 125 gr. d'un liquide trouble, légèrement sanguinolent. Les matières grasses y sont plus abondantes. Pas d'accidents.

Huitième ponction, le 10 décembre. Sans résultat.

Neuvième ponction, le 18 décembre. 100 gr. d'un liquide toujours trouble, un peu sanguinolent et chargé de matières grasses. Pas d'accidents.

Dixième et dernière ponction, le 5 janvier 1853. 250 gr. d'un liquide semblable à celui des autres ponctions.

Cette ponction est suivie d'une injection iodée, qu'on abandonne dans le kyste. Pendant quarante-huit heures on observe quelques phénomènes d'iodisme sans gravité. Peu à peu l'iode s'élimine par la salive et les urines.

Chaque fois le chloroforme avait été administré. Au mois de mars 1853, la guérison persistait.

Obs. VII. Ponction avec le trocart capillaire. Injection iodée immédiate. Guérison. Aran (loc. cit).—Malade âgé de 37 ans. Kyste dépassant le rebord des fausses côtes à l'épigastre de quatre travers de doigt et de deux seulement en dehors. Foie douloureux à la percussion, avec douleurs irradiées dans l'épaule et dans le dos.

1er août, ponction avec le trocart capillaire, 750 gr. d'un liquide clair comme de l'eau de roche. Immédiatement injection iodée avec 2 gr. d'iodure de potassium. L'injection est laissée dans le kyste.

Une heure après l'opération quelques phénomènes d'iodisme, durant jusqu'au 6 août. Le 1er septembre l'état est des plus satisfaisant. Le malade n'a plus été revu.

Obs. VIII. Ponction avec le trocart. Injection iodée. Guérison. Robiller de Dunkerque. (Revue Médico-chirurgicale de Paris. T. XLVII, p. 218. — Malade âgée de 36 ans. Tumeur volumineuse, mesurant 0,70 de diamètre, et distendant considérablement la peau, qui menaçait de se rompre.

Ponction avec un trocart donnant issue à une grande quantité de sérosité limpide, puis aux vésicules hydatiques, qui sortirent pendant plusieurs jours.

Apres deux mois, tumeur réduite à un très-petit volume, et cicatrisation de l'orifice qu'on avait entretenu jusqu'alors ouvert avec une mêche. Guérison.

Obs. IX. Ponction capillaire. Guérison. Boinet. (Boinet. Traitement des tumeurs hydatiques du foie par les ponctions capillaires et par les ponctions suivies d'injections iodées). — Femme âgé de 35 à 40 ans, entrée à la Charité en 1856, dans le service de M. Briquet. Tumeur apparente entre l'ombilic, le foie et l'estomac. On diagnostiqua un kyste hydatique probable. Une ponction exploratrice faite avec un trocart capillaire, donna issue à 100 gr. d'un liquide clair. La tumeur disparut et trois ans après elle n'avait pas encore reparu.

Obs. X. — Ponction capillaire. Guérison Boinet (mémoire cité). — Jeune fille âgée de 19 ans, présentant dans la région épigastrique une tumeur, qui était probablement un kyste hydatique du foie. Ponction avec un trocart très-fin, 750 gr. d'un liquide clair comme de l'eau de roche. Pas d'accidents. Disparition de la tumeur qui, trois ans après, n'avait pas reparu.

Obs. XI — Ponction exploratrice. Guérison Chassaignac. (Bulletin de la Société de chirurgie.) — Malade atteint d'un kyste volumineux. Ponction exploratrice donnant issue à un liquide parfaitement limpide. Huit jours après, injection iodée. Les jours suivants, seulement quelques accès de fièvre. Guérison. Malade non revu.

Obs. XII. — Deux ponctions. Guérison Demarquay. — Malade âgé de 45 ans. Tumeur fluctuante du volume d'une tête d'enfant. Première ponction faite avec le trocart explorateur. L'évacuation fut volontairement incomplète. Au bout de six jours, nouvelle ponction avec un trocart plus gros. Il ne sortit aucun liquide au grand étonnement de l'opérateur qui se préparait à faire une injection iodée et qui était certain de ne pas avoir vidé la poche lors de la première ponction. Il n'est survenu aucun phénomène fâcheux, ni douleur, ni réaction inflammatoire. Le malade est sorti parfaitement guéri. Non revu.

Obs. XIII. — Ponction capillaire. Guérison Gosselin. (Clinique de la Charité). — Femme portant un kyste hydatique volumineux, opérée le 27 juin 1871 dans le service de M. Gosselin. Ponction faite avec le trocart n° 1 de l'appareil Dieulafoy, 700 gr. d'un liquide d'abord transparent comme de l'eau de roche, puis sur la fin un peu verdâtre comme s'il eût contenu un peu de bile. Pas d'accidents. Malade non revue.

Obs. XIV. — Ponction capillaire. Guérison Hulke. — (*British Medical Journal* 1870). — Femme opérée avec un trocart capillaire Issue de très-peu de liquide, sortie guérie. Cette femme étant morte trois ans plus tard en couche, on trouva à l'autopsie la tumeur parfaitement guérie.

Obs. XV. — Ponction avec un trocart fin. Guérison Moutard-Martin. (*Union médicale*). — Malade âgé de 25 ans, présentant de l'ascite, de l'anasarque, de l'albuminurie et de l'hydrothorax à droite. On diagnostiqua un kyste hydatique du foie ouvert dans la plèvre. La ponction faite avec un trocart fin donna à peu près 4 litres d'un liquide, limpide, incolore et non albumineux. En trois jours, les signes d'ascite, d'anasarque, etc., disparurent.

Obs. XVI. — Trois ponctions. Guérison Monod. (*Gaz. Hebdomad.* Juillet 1873. — Tumeur accompagnée d'ictère et de vomissements. En novembre 1870 et en 1871, épistaxis ayant nécessité l'emploi du perchlorure de fer, de la glace et enfin le tamponnement, etc. Point douloureux vers l'épaule droite.

Première ponction le premier juillet 1871, avec la canule n° 3, et avec aspiration, 2 litres de liquide parfaitement incolore. L'écoulement est arrêté de crainte d'une syncope. Après 3 ou 4 jours disparition de l'ictère.

Deuxième ponction le 11, avec la canule n° 2, 300 gr. d'un liquide un peu plus dense, mélangé de bile et de débris d'hydatides. Le 13 quatorze garde-robes liquides. Amélioration. Il n'y a presque plus d'ictère.

Troisième ponction le 24, avec la canule n₀ 2. 1500 gr. environ d'un liquide coloré par la bile, mais moins dense que précédemment. Le 26, douleurs, tiraillements, mais pas de vomissements. Les tiraillements sont attribués à des adhérences péritonéales au niveau des piqûres. Le 1er août, il n'y a plus rien. Le 20 herpes zona, qui disparaît à la fin du mois. En novembre, guérison complète, persistant cinq mois après.

Obs. XVII. — Ponction capillaire. Guérison Jaccoud. (Clinique de Lariboisière.) — Femme âgée de 29 ans. Kyste volumineux. Ponction avec le trocart capillaire de l'appareil aspirateur. 2700 gr. d'un liquide aqueux, parfaitement transparent, sans pus ni sang. Après l'opération, M. Jaccoud prit les mesures de précaution qu'il prend habituellement en pareil cas, injection de morphine, glace sur le ventre, repos au lit, etc. Il ne survint aucun accident. Après deux semaines la malade se trouvant bien voulut sortir. A la suite d'excès, il survint de l'embarras gastro-intestinal, pour lequel la malade revint à l'hôpital trois semaines après l'opération. Son séjour fut encore de cinq semaines, après lesquelles la guérison était complète. Cinq mois plus tard, il n'était rien survenu du côté du foie, et la guérison persistait.

Obs. XVIII. — Ponction. Guérison Dumontpallier. (Société médicale des hôpitaux 22 octobre 1874). — Malade âgée de 41 ans. Kyste volumineux ayant provoqué de la dyspnée et de la dyspepsie, et ayant été déjà traité par M. le D<sup>r</sup> Massard de Honfleur. (7 à 8 vésicatoires et ponction.)

En avril 1874, ponction aspiratrice avec le trocart n° 2 de l'appareil Potain, enfoncé dans une profondeur de 0,05. Trois quarts de litre environ d'un liquide non purulent, légèrement citrin, sans albumine, mais renfermant des débris de membranes. Amélioration rapide et guérison persistant encore en octobre. Pas d'accidents. La malade n'a pas été revue ultérieurement.

Obs. XIX. — Ponction et aspiration. Guérison Lancereaux. (*Union médicale*, 8 octobre 1874.) — Malade âgé de 55 ans. Tumeur ayant déjà donné lieu à une ponction exploratrice à l'hôpital Saint-Louis en 1871. Ponction avec le trocart n°, 2 et aspiration donnant issue à deux litres d'un liquide citrin, sans albumine ni odeur, le 26 juillet 1872. Malgré quelques vomissements et un peu de péritonite, la santé se rétablit. Guérison.

Obs. XX. — Ponction et aspiration. Guérison (Lancereaux *loc. cit*). — Malade âgé de 49 ans. Le 26 septembre 1872, ponction avec le trocart n° 1 de l'appareil Diculafoy. Issue tout d'abord d'un peu de sang, puis de 4 litres d'un liquide citrin, non albumineux, d'une densité de 1010, et renfermant quelques débris de membranes kystiques. Pas d'accidents, guérison.

Obs. XXI. —Ponction et aspiration. Guérison. Gerin-Roze. (Société Méd. des Hôp. 1875.) — Malade âgé de 41 ans. Le 5 octobre 1874, ponction avec l'appareil Dieulafoy, donnant issue à 800 gr. d'un liquide incolore, transparent, sans débris de membranes. Aucun accident. Guérison encore observée quatre mois après.

Obs. XXII. — Ponction et aspiration. Guérison Gerin-Roze. (*loc. cit.*) — Malade porteur d'un kyste, qui avait été pris en ville pour une gomme du foie. Ponction avec l'aspirateur Dieulafoy, donnant issue à 800 gr. d'un liquide clair et transparent, incolore. Guérison.

Obs. XXIII. — Ponction et aspiration. Guérison Dieulafoy. (Du diagnostic et du traitement des kystes hydatiques du foie, par la ponction et l'aspiration.) — Malade âgée de 24 ans, entrée à l'hôpital Beaujon dans le service de M. Gubler (mai 1870). Tumeur assez volumineuse, peu de symptômes généraux. Dyspnée.

Ponction aspiratrice avec l'aiguille n° 1, introduite au niveau du point le plus saillant de la tumeur, et à quatre centimètres de profondeur. 500 gr. d'un liquide limpide et transparent comme de l'eau distillée. Tout fut évacué. Pas de douleur. Après l'opération pas de malaise. La malade put se lever dans la journée, et quinze jours après sortit. Depuis elle n'a pu être retrouvée.

Obs. XXIV. — Deux aspirations. Guérison. Urticaire. (*Ibid*). — Malade âgé de 30 ans, entré dans le service de M. Matice, à l'hôpital Beaujon, pour une tumeur volumineuse de l'abdomen. Maladie datant de deux ans et ayant débuté par un violent point de côté dans l'hypochondre droit. A cette époque, application de sangsues et de vésicatoires, après deux mois, cessation des douleurs, et augmentation du volume du ventre. Ni ascite, ni ictère, ni épistaxis, ni hémorrhagie intestinale. Circulation collatérale. Comme symptômes généraux, affaiblissement, mauvais appétit et dyspnée ; par intervalle des vomissements. Ponction par M. Matice, à l'aide d'un trocart explorateur ordinaire; environ 300 gr. d'un liquide clair et limpide : après quoi l'écoulement s'arrête. Dix minutes à peine après cette opération, nausées, hoquet et urticulaire, qui se généralise rapidement à tout le côté droit du corps, jambe, bras et thorax, sans envahir le côté gauche. En même temps, douleurs assez intenses dans l'abdomen, quelques vomissements verdâtres ; mais dans la soirée amélioration des accidents. Les jours suivants, un peu de fièvre ; la tumeur conserve sensiblement le même volume qu'avant la ponction. État général peu satisfaisant.

M. Dieulafoy pratique alors l'aspiration avec l'aiguille n° 2, et retire 350 gr. d'un liquide légèrement louche en voie de purulence, mais sans mauvaise odeur. La tumeur est complètement effacée pas d'accidents ni douleurs, ni nausées, ni urticulaire ; la fièvre disparaît, respiration plus libre ; les jours suivants l'appétit renaît peu à peu. Trois semaines plus tard, cet homme quittait l'hôpital et pouvait reprendre sa profession de serrurier. Quatre mois après, la guérison persistait : santé excellente.

OBS. XXV. — Sept aspirations. Guérison. (*Loc. cit.*). — Femme âgée de 30 ans, entrée le 16 octobre 1871, à l'hôpital Beaujon, dans le service de M. Moutard-Martin. Début il y a un an par douleur dans l'épaule droite et sous le sein droit, apparaissant dès que la malade riait ou parlait un peu fort. Quelques mois plus tard, augmentation notable du volume du ventre, forçant à desserrer les vêtements et gênant la respiration.

La malade présentait en outre un symptôme remarquable déjà observé dans trois cas.. « Après ses repas, quand cette femme avait mangé des aliments gras (beurre, bouillon), elle était prise d'une véritable régurgitation et sans nausées, sans efforts, sa bouche se remplissait des parties grasses de son alimentation, qu'elle rejetait avec la salive. Cette régurgitation était chez elle si marquée au début de sa maladie, qu'elle les crachait aussitôt après ses repas, et tous ses mouchoirs en étaient imprégnés. Elle comparait l'aspect de sa salive à ce qu'on nomme vulgairement les yeux du bouillon, et ses crachats donnaient sur le papier l'aspect d'une tache d'huile. A son entrée tumeur volumineuse ; dyspnée intense et digestions fort pénibles, Dès que la malade veut marcher, vomissements de bile et douleur dans l'épaule droite. Le 17 octobre, ponction avec l'aiguille n° 1, enfoncée à 0,03, 700 gr. d'un liquide limpide. Évacuation volontairement incomplète.

Soulagement immédiat; la malade se lève dans la journée, pas d'accidents. Dans la soirée, léger mouvement fébrile. Potion calmante et les jours suivants faibles doses de sulfate de quinine.

En peu de jours : la tumeur reprend un accroissement assez considérable. Quelques frissons, agitation et insomnie, apparition des règles le 1er novembre.

Le 3 du même mois, deuxième aspiration avec l'aiguille n° 1, dans un point très-rapproché de la première piqûre. 500 gr. d'un liquide louche, très-légèrement purulent d'odeur hydro-sulfurée. Amélioration dans la journée, mais le soir accès de fièvre de deux heures.

Le 10. Le volume de la tumeur fait des progrès, troisième aspiration avec l'aiguille n° 2 et très-près des autres ponctions, de manière à circonvenir un espace grand comme une pièce de un franc environ, 400 gr. de liquide franchement purulent et d'odeur fortement hydro-sulfurée. Ni frissons, ni fièvre, mais les jours suivants, douleur très-vive sur la partie inférieure du foie.

Le 15. Quatrième aspiration avec l'aiguille n° 2, 350 gr. de pus. Disparition des douleurs, pas de frissons, pas de fièvre.

Le 17. Douleur dans le côté droit, cinquième aspiration de 250 gr. avec l'aiguille n° 2. Pus bien lié, épais, sans coloration particulière et conservant toujours son odeur caractéristique. Etat excellent. Tumeur presque disparue. Appétit très-prononcé.

Le 20. Sixième ponction avec la même aiguille, 120 gr. de pus.

Le 25. Malgré l'absence de douleur et la disparition de la tuméfaction, septième ponction à 0,01 au-dessous du lieu habituel. L'Aiguille quoique enfoncée profondément ne donne qu'un peu de sang, après quoi elle est retirée.

Le 30 tentative inutile d'aspiration. Pas d'accidents.

Le 15 décembre, la malade sort de l'hôpital dans un excellent état de santé.

Obs. XXVI. — Ponction avec le trocart explorateur de grand modèle. Jonassen (1870), guérison. — Jeune garçon âgé de 12 ans. Tumeur présentant manifestement le frémissement hydatique. Ponction avec le trocart explorateur grand modèle. Liquide albumineux. Evacuation complète du liquide. Guérison.

Dans le même travail on trouve une deuxième observation où le résultat fut le même. (Jonassen, Echinokoksvalster og deren Behandling Ugeskrifftor Lüger, X. 1870).

Obs. XXVII. — Ponction et injection de 12 gr. d'alcool. Guérison. Richard. (Société de Chirurgie),

Obs. XXVIII. Ponction et injection d'une solution d'acide carbolique au 1ɭ30ᵉ. Guérison. Sympson. (*British-médical, Journal* 1870).

Obs. XXIX. — Ponction avec le trocart explorateur. Guérison. Duffin. (*Hydatid. Tumour of the liver treated by simple puncture*) (*the Lancet*, 1869). — Malade traité par la simple ponction pratiquée avec un trocart explorateur. Evacuation incomplète du liquide. Compression du ventre au moyen d'une bande de flanelle et opium à l'intérieur. Pas d'accidents.

Obs. XXX. — Ponction avec trocart très-fin. Guérison. Austic *The Lancet*, 1870).—Petite fille âgée de 6 ans, portant un kyste hydatique du foie. Ponction avec un trocart très-fin, et évacuation incomplète du liquide.

Obs. XXXI, — Ponction. Guérison. Urticaire. Laveran. (*France médicale*. Avril 1876). — Malade âgé de 23 ans. Kyste donnant lieu à quelques élancements douloureux, à des nausées et des vomissements.

Le 13 mars. Ponction avec le trocart. 1,600 gr. de liquide clair comme de l'eau de roche, qui se troubla à la fin de l'opération. Pas d'albumine, mais dans le dépôt quelques fragments d'échinocoques. Le 14, tiraillements d'estomac. Nausées, pas de fièvre. (Rhubarbe en poudre, 2 grammes). Le soir vers 2 heures, un peu d'urticaire, disparaissant le 15 dans la matinée pour reparaître le soir. A la fin de mars, le malade sortit guéri. Au 14 avril, il n'y avait pas de récidive.

Obs. XXXII. — Deux kystes du foie. Guérison après une ponction pour l'un, et trois pour l'autre. Moutard-Martin (Société médicale des hôpitaux, 14 avril 1876). — (*France médicale*, avril 1876). D'après le développement excessif du foie, M. Moutard-Martin, diagnostiqua un kyste hydatique du foie développé à la partie supérieure. Ponction en arrière et issue de 3,000 gr. d'un liquide transparent, non albumineux, mais laissant par le dépôt une couche de plusieurs centimètres d'échinocoques.

Autre tumeur dans l'hypochondre gauche, de forme cylindrique, qu'on aurait pu prendre pour la rate hypertrophiée. Une ponction donna issue à 1500 gr. de sérosité sans échinocoques.

La première ponction fut suivie d'un ictère, d'une fièvre modérée ; la tumeur s'enflamma, suppura ; quinze jours après, nouvelle ponction donnant issue à un litre de pus. Le volume du foie augmenta encore, et quelques jours après, on dut faire une troisième ponction qui fournit 200 gr. de pus. La malade guérit après trois mois de traitement. Quant à la deuxième tumeur, elle guérit après une seule ponction.

Nous nous bornerons à ces quelques observations, où le succès fut variable, bien que le résultat dans quelques cas du moins semble avoir été la guérison. Ces faits nous fournissent cependant des enseignements nombreux, dont nous avons eu à nous occuper en détail précédemment, et qu'il nous suffira de résumer ici :

La ponction simple, quelle qu'elle soit, avec ou sans aspiration, avec ou sans injection, est, comme l'ont dit ses partisans, une opération simple. Elle est souvent encore une opération, presque sans danger par elle-même. Mais elle entraîne souvent des récidives et si nous consultons les faits précédents, nous voyons que dans ces cas la suppuration a presque été constante.

Voyons maintenant les faits malheureux.

Obs. XXXIII. — Ponction exploratrice. Mort. Moissenet. (*Arch. gén. de Méd.* Février 1859, n° 144).— Malade âgé de 42 ans, très-affaibli par une tumeur considérable ayant son siége dans l'hypochondre droit. Ponction avec un trocart explorateur du plus petit calibre. 350 gr. de liquide, clair et limpide. Cinq minutes après syncope. Deux heures après frissons intenses, claquements de dents, profonde altération des traits, pâleur, vomissements verts, etc. P. 125. Les extrémités se refroidirent, et le malade succomba 18 heures après la ponction A l'autopsie, on trouva dans le bassin de la sérosité trouble, tenant en suspension des flocons fibrineux. La mort sembla due à de la péritonite.

OBS. XXXVI. — Ponction capillaire. Mort. Martineau. (*Union médicale*, 1875). — Malade âgé de 31 ans. Tumeur volumineuse occasionnant une grande gêne. Malgré cela, état de santé assez bon, ni fièvre, ni frissons, ni vomissement.

Le 24 janvier 1875, ponction avec un trocart capillaire à 0,05 à gauche de la ligne blanche au-dessus de la 10e côte. Quelques gouttes à peine d'un liquide incolore et limpide, puis sanguinolent. On retire la canule que l'on trouve obstruée par des fausses membranes.

Après deux à trois minutes, malaise, dyspnée intense, envies de vomir, etc. Syncope avec rejet de mucosité par la bouche, comme après la thoracentèse. On emploie inutilement les sinapismes, le marteau de Mayor, l'électrisation. Une saignée ne donne pas le sang.

Après 20 minutes, mort sans que le malade ait prononcé une parole.

A l'autopsie, une congestion pulmonaire intense.

ORS. XXXV. — Ponction avec un gros trocart, insuccès. Incision avec le bistouri. Injection iodée. Guérison Boinet. (Société de Chirurgie. Séance du 6 novembre 1851). — Malade âgé de 40 ans. Kyste manifestement fluctuant. Ponction avec un trocart plus gros que celui à hydrocèle. Aucun liquide. Enfin après quelques tentatives faites avec un stylet introduit dans la canule, il s'écoula quelques gouttes de pus, et ce fut tout. Le doigt porté dans la plaie fit reconnaître une mince couche de tissu qui le séparait du liquide. On pratique une incision avec le bistouri. Il sortit alors 1050 gr. de pus et 25 à 30 hydatides. Injection iodée, que l'on laissa 5 minutes. Formule : Teinture d'iode 50. Eau 50. Iodure de potassium 2 gr. Il ne survient ni fièvre, ni réaction inflammatoire. L'amélioration fut rapide.

OBS. XXXVI. — Ponctions capillaires réitérées. Insuccès. Boinet. (Soc. de Chirurgie. Séance du 20 août 1860). — Jeune homme de 20 ans, de forte constitution, atteint d'un kyste hydatique du foie.

Le 18 juin 1857. Ponction capillaire. 1700 grammes d'un liquide aqueux.

Au mois de novembre, le kyste se reformant, deux ponctions donnant l'une 250 à 300 gr. d'un liquide limpide, l'autre 100 à 150 grammes d'un liquide clair et jaunâtre, la guérison était considérée comme radicale.

Le 11 juillet 1860, la tumeur reparut de nouveau. Plusieurs ponctions capillaires furent faites sans donner de liquide. On se décida à employer la potasse caustique, quelques phénomènes inquiétants étant survenus, tels que céphalalgie, fièvre, et surtout à cause du volume énorme de la tumeur qui menaçait de se rompre.

Du 17 au 22 juillet. Application de potasse caustique. Le 22, ponction avec un gros trocart. 3 litres d'un pus séreúx, verdâtre, avec de nombreuses hydatides. Immédiatement, injection iodée. Le 23, deux cuvettes sont remplies par le contenu du kyste, pus et vésicules. Tous les jours pendant huit jours, injection iodée à l'aide d'une sonde laissée à demeure. Après ces 8 jours, injections tous les deux jours, puis plus rarement, etc. L'écoulement se tarit peu à peu et cesse trois semaines après l'ouverture de la poche. Le 29 août, (36 jours après l'opération, la fistule était fermée et la kyste guéri.

Obs. XXXVII. — Ponction aspiratrice. Insuccès. Potasse caustique et incision. Guérison. Peter. (*Arch. gén. de Médecine*, mai 1874.) — Début assez obscur, pour qu'on ait pu penser plutôt à une cirrhose qu'à un kyste hydatique. Ponction avec l'aiguille n° 2 de l'appareil Potain. 500 gr. de pus. (La purulence fut attribuée à un traumatisme antérieur.) La poche se remplit les jours suivants. On laissa la canule à demeure et on fit autour une application de potasse caustique. L'eschare fut ensuite incisée au bistouri. Lavages. Guérison après 2 mois.

Obs. XXXVIII. — Trois ponctions. Insuccès. Bertin. (*Union médicale*, 1868.) — Kyste volumineux, ayant pu cependant passer inaperçu au début, faute de symptômes saillants, et ayant été réellement modifié par un séjour à Vichy et aux bains de mer. Le 7 mai 1868, ponction avec le trocart. 16 litres d'un liquide jaune d'ocre, trouble, rempli de vésicules et coloré par la bile. Amélioration passagère.

Le 21 mai. Deuxième ponction, 15 litres d'un liquide plus clair, mais renfermant des vésicules aussi nombreuses. Amélioration encore rapide, mais 18 jours après, le liquide reparaît.

Le 7 juin. Troisième ponction. 10 litres d'un liquide semblable au précédent et encore avec des vésicules. Tout à coup, douleur vive et rupture dans l'intestin, par suite du retrait des parois de la poche, évacuation des vésicules et de leur contenu. Amélioration, mais persistance des douleurs. Le malade n'ayant pas une vie très-régulière, les accidents reparaissent en 1863 et 1864, et le 20 avril, le malade succombe.

Magnant          8

Obs. XXXIX. — Quatre ponctions capillaires. Péritonite. Mort. Hayem et Graux. (*Progrès Médical*, 1874). Malade âgé de 26 ans. Début par une violente attaque de coliques hépatiques, avec ictère et vomissement. Seconde attaque le 26 février 1874, un mois après la première. Du 26 janvier au 5 février, dyspnée croissante, exagération des douleurs; vomissements bilieux opiniâtres. Le 5 février, première ponction avec l'aiguille n° 1 de l'appareil Dieulafoy. 150 gr. d'un liquide verdâtre légèrement trouble, renfermant un nombre énorme de vibrions. Après une courte amélioration, réapparition de tous les symptômes, plus une diarrhée abondante.

Le 7 février. Deuxième ponction. 400 gr. de liquide très-analogue au précédent. Soulagement, mais toujours de la diarrhée, qui le 9 devient verdâtre. Œdème des parois abdominales, là où ont été faites les ponctions.

Le 9. Troisième ponction. 275 gr. de liquide verdâtre à odeur stercorale, plus purulent que les précédents.

Le 16. Quatrième ponction. 150 gr. d'un liquide jaune, verdâtre, très-purulent, d'odeur stercorale, et renfermant beaucoup de gaz. Etat des plus graves. Diarrhée persistante, formée d'un liquide analogue à celui du kyste et renfermant un grand nombre de vésicules.

Mort le 17. A l'autopsie, on reconnut que le kyste s'était ouvert et probablement depuis longtemps dans les voies biliaires. De plus, une péritonite due aux ponctions, malgré l'application de glace.

Obs. XL. Sept ponctions. Guérison après la septième. Guérin-Roze. (Soc. méd. des Hôp., 1875.) — Kyste volumineux, troubles digestifs. Frémissement hydatique des plus nets.

Le 1er août 1874. — Première ponction avec l'aiguille n° 2 de l'appareil Dieulafoy. 1000 gr. d'un liquide incolore, non albumineux, inodore. Ni fièvre, ni douleur. Le liquide se reproduit rapidement.

Le 8. 2e p. 700 gr. d'un liquide très-albumineux, ayant la couleur et la consistance de la bière. Amélioration qui permet la sortie le 20 août. Mais le malade revient le 30 octobre.

Le 16 novembre, la tumeur a reparu, mais il n'y a plus de frémissement. Troisième p. avec l'aiguille n° 2. 80 gr. de pus concret, verdâtre, mal lié. La canule s'étant bouchée, on fait une injection de 40 gr. de liquide, dont 20 ressortent. Les jours suivants, frissons, fièvre, malaise, etc.

Le 23. Quatrième p. avec l'aiguille n° 3, et injection d'eau alcoolisée au 1ᵢ20ᵉ. Aspiration du liquide injecté, mais la canule s'étant obstruée, la moitié de l'injection reste dans le kyste. Amaigrissement progressif et craintes d'infection putride.

Le 1ᵉʳ décembre. Cinquième p. avec l'aiguille nᵘ 4. 2 cuillérées à potage avec une quantité de gaz fétides. Injection de 80 gr. d'eau alcoolisée. Avec cette eau sortent des hydatides putréfiées. Pas d'autres accidents, si ce n'est quelques sueurs nocturnes jusqu'au 6. Alors l'état s'aggrave : fièvre, inappétence, etc,

Le 8. Sixième p. avec l'aiguille nᵒ 4. 400 gr. de pus fétide et coloré en jaune par la bile. Huit fois l'aspirateur injecte et retire 80 gr. d'eau alcoolisée, entraînant de nombreuses hydatides putréfiées. Soulagement immédiat. Il ne reste plus que des sueurs. Le malade se sentant assez bien portant, sort le 24.

Il rentre le 4 janvier 1875 ayant éprouvé une douleur subite dans la région du foie, avec frissons prolongés, chaleur et sueurs; teint plombé; p. 125 à 130.

Ponction avec une canule de 0,002 de diamètre, et aspiration. La canule est enfoncée au milieu des 6 autres piqûres faites en cercles dans l'espoir de provoquer des adhérences, ce qui n'est pas obtenu. Le foie bascule au premier mouvement du malade. 350 gr. d'un pus crémeux. Pas d'accidents péritonéaux,

Jusqu'au 24 janvier, l'état s'améliore de plus en plus, et le malade demande sa sortie. La guérison persistait encore au 25 mars.

Oᴮˢ. XLI. — Trois ponctions. Insuccès. Caustiques, Guérison. Vidal (*Gaz. des hôpit.*, 1872, nᵒ 58). — Kyste datant de 6 ans. Le 24 septembre 1872, ponction aspiratrice avec l'appareil Dieulafoy. Liquide séreux. Quelques accidents généraux et locaux.

Le 6 octobre, deux autres aspirations semblables. La première donne issue à du liquide purulent; la deuxième à du liquide séro-purulent et en très-petite quantité. Ces ponctions ne diminuent pas le volume de la tumeur. De plus, jusqu'au 11 octobre, il y a de la fièvre le soir.

Le 20. Application de caustiques. Dans la nuit du 6 au 7 novembre, chute de l'eschare. Il sort une quantité énorme de liquide séreux, renfermant des hydatides jaunâtres et transparentes. Injection d'eau alcoolisée, puis iodées. Le kyste se rétrécit, et trois mois après, il y a oblitération complète, sans qu'il soit survenu d'accidents.

Oᴮˢ. XLII. — Kystes hydatiques du foie et de la Plèvre. — Trois cents aspirations. — Lavage du kyste. — Sonde à demeure. — Dieulafoy. (*loc. cit.*) — ,Malade âgée de 43 ans, entrée le 8 juillet 1871 à Beaujon. Troubles digestifs, perte d'appétit, ballonnement du ventre et régurgitation particulière des aliments gras.

Tumeur très-volumineuse, avec fluctuation, mais sans frémissement; symptômes généraux très-accusés. Dyspnée extrême.

11 juillet. Ponction avec l'aiguille n° 1, liquide des kystes hydatiques. On n'évacue que 480 gr. Une heure après, quelques douleurs dans le ventre et dans l'épaule droite, avec nausées et vomissements; dévoiement. Le soir amélioration et quelques démangeaisons.

Le lendemain urticaire avec fièvre, sans ictère, persistant pendant trois jours, s'accompagnant d'une dysphagie considérable et des plus douloureuses.

7 août. Deuxième aspiration à un centimètre de la première. 700 gr. de liquide légèrement louche, et d'odeur hydro-sulfurée. Pas d'accidents.

Le 14. Troisième aspiration. 600 gr. d'un liquide limpide, sans odeur. Fièvre jusqu'au lendemain matin.

La malade sort, mais pour revenir 12 jours après fort souffrante, avec une tumeur ayant repris son volume primitif.

3 septembre. Quatrième aspiration avec l'aiguille n° 2. 450 gr. de liquide légèrement purulent et d'odeur hydro-sulfurée. Pas de fièvre.

Le 5. 800 gr. de liquide purulent. Cinquième aspiration.

Le 11. Sixième aspiration. 350 gr. de pus.

Le 16. 300 gr. de pus, épais, verdâtre et d'odeur très-prononcée. Septième aspiration.

Le 21. Huitième aspiration. 200 gr. de pus.

Le 23. Neuvième aspiration. 40 gr.

Apparition d'une nouvelle tumeur. Est-ce un kyste hydatique de la plèvre ou bien de la face convexe du foie ?

3 octobre. Dixième ponction avec le n° 2 dans le 6° espace intercostal droit un peu en arrière de l'aisselle. 900 gr. de liquide parfaitement limpide.

On fit alors pour tarir la collection purulente du foie jusqu'à 4 et 5 aspirations par semaine. Tout d'abord elle diminue, mais elle augmente de nouveau. On pratiqua tous les jours des aspirations multiples, exactement comme on pratique des piqûres avec la seringue de Pravaz, On fit ainsi plusieurs centaines d'aspirations avec les aiguilles n° 2 et 3 et souvent l'aiguille alla chercher le pus jusqu'à 5 et 6 centimètres de profondeur.

Janvier. Les ponctions faites avec l'aiguille n° 2 ne laissent plus passer le pus… L'oblitération était due à des agglomérations de margarine et cholestérine (analyse de M. Yvon, interne en pharmacie). On introduisit alors une sonde en gutta percha de 0,10 de longueur et de 0,005 de diamètre qui fut laissée à demeure. Tous les matins aspirations et injections d'eau alcoolisée.

2 février. Signes d'injection purulente. Sulfate de quinine. (M. Dieulafoy attribuerait ces accidents à l'approche des règles.) En effet, pas d'accidents.

Au mois d'avril la malade est sortie très-améliorée ; revue depuis cette époque, l'amélioration continuait mais marchait très-lentement.

Cette observation, preuve intéressante de l'innocuité relative de la ponction aspiratrice, n'est-elle pas encore bien plus une preuve de son insuffisance ?

Obs. XLIII. — Ponction. — Mort deux ans après par perforation. Jonassen. (*Loc. cit.*) — Fille de 40 ans. Ponction pratiquée en 1867 à un pouce et demi au-dessous de l'ombilic. Deux à trois mesures de pus. Amélioration considérable. Après deux ans symptômes sérieux ; perforation au-dessous de l'ombilic ; par cette ouverture il s'écoule une grande quantité de pus mêlé de matières fécales et de gaz. Mort après deux mois et demi.

Obs. XLII. — Deux ponctions. Mort. (*Loc. cit.*) Femme de 28 ans. Kyste datant de trois à quatre ans. Ponction évacuante d'emblée ; issue d'une grande quantité de liquide limpide.

Un mois après 2° ponction, à une certaine distance, on pénétra dans le foie et la malade mourut le jour suivant. A l'autopsie, tumeur pleine de pus, occupant la partie postéro-supérieure du foie et adhérant au diaphragme.

Obs. XLV. — Ponction. Mort. (*Loc. cit.*) Jeune fille de 17 ans ; kyste de plusieurs années. Issue de pus dès la 1° ponction. Marasme, œdème des extrémités inférieures et mort six semaines après. A l'autopsie, tumeur renfermant des débris d'échinocoques, dans la partie postérieure du foie.

Ajoutons encore quelques chiffres; la plupart empruntés à M. Jaccoud.

D'abord dansle travail de Harley (1866), 34 cas traités par la ponction simple se sont ainsi répartis : 13 non guéris, 11 guéris et 10 morts.

Dans 13 autres cas, on employa les ponctions répétées avec ou sans injections iodées; résultats : 3 non guéris, 8 guéris, 2 morts. (*Med. chir. transact.*, XLIX, 1866.)

Dans le journal *The Lancet* (1868), nous trouvons, pour 46 cas traités par la ponction simple, 36 guérisons complètes; 10 s'étant compliqués d'inflammation et de suppuration secondaires, ayant nécessité une large ouverture. Sur les 10 cas, il y eut 2 morts, (Murchinson, Middlesex hospital).

De son côté, la statistique de Jenassen de Reykjavik (Islande) (1869) donne pour la ponction d'emblée et l'évacuation complète, qui est sa méthode, 10 opérations : 7 guérisons et 3 morts. (Nous connaissons déjà les trois cas fâcheux.)

Citons pour finir les deux faits rapportés par M. Maurice Raynaud à la Société médicale des hôpitaux; séance du 10 juillet 1874; dans les deux cas, il y eut insuccès. Dans un autre cas rapporté par M. Voillemier à la Société de chirurgie, il y eut récidive.

L'observation suivante se rapporte à un kyste hydatique du foie, traité par la méthode dite des ponctions successives.

OBS. XLVI. — Ponctions successives. Guérison. (Hilton et Owen Rees)(Société médico-chirurgicale de Londres et *Guy's hospital Reports*; oct. 1848. T. VI.) Homme âgé de 31 ans, entré à Guy's hospital le 31 octobre 1847 pour un kyste hydatique du foie. Ponction le 4 décembre avec un petit trocart ; 38 onces d'un liquide clair et transparent.

7 janvier. Nouvelle ponction. 10 onces de liquide fétide.

Le 9. 3ᵐᵉ ponction, mais avec un trocart volumineux. 24 onces d'un pus fétide avec débris d'hydatides. L'ouverture fut maintenue avec une sonde de gomme élastique, et du pus fétide contenant des hydatides continua à sortir jusqu'au commencement d'avril.

11 avril. La petite ouverture fut fermée et au-dessous du lobe droit du foie on ne trouvait plus qu'une tumeur du volume d'une noix. La guérison fut complète bien qu'elle eût été entravée par un érysipèle qui s'était développé au commencement de mars et s'était étendu à une partie du tronc.


Obs. XLVII. Ponction avec un gros trocart, évacuation immédiate des poches hydatiques par aspiration et lavages. Guérison. A. Clément d'Aigues-Mortes. (Soc. de chirurgie, séance du 5 février 1873.) Malade âgée de 30 ans. Le 17 octobre 1871, 1ʳᵉ ponction avec un trocart. 300 gr. de liquide semblable à du petit-lait. Pendant les 5 premiers jours un peu de fièvre et d'inflammation au pourtour de la piqûre.

Le 25 (7 jours après) écoulement par la plaie d'un liquide purulent.

Le 30. La piqûre est refermée. La tumeur reprend rapidement son premier volume. L'état général s'aggrave.

8 novembre. Ponction avec un trocart de 4 millimètres. Il sort par la canule un gros jet de pus verdâtre, épais et fétide.

M. Clément adapte alors une seringue à hydrocèle à l'extrémité de la canule, et retire par des aspirations 3 litres de pus, lequel devient sanguinolent vers la fin. On pratique alors des injections d'eau alcoolisée (alcool camphrée et eau, parties égales) qui sont immédiatement aspirées et chaque fois on retire un peu de pus et des débris d'hydatides.

Soulagement progressif; il n'y eut qu'un peu de fièvre pendant 7 à 8 jours. La piqûre se cicatrisa rapidement. L'ascite et l'œdème des membres inférieurs qui existaient depuis déjà assez longtemps disparurent dès la fin du premier septénaire. La malade revue un peu plus tard se portait parfaitement bien. Harley qui était partisan de la ponction avec canule à demeure en a rapporté 30 cas, soit 23 guéris et 7 morts. (Med. chir. Trans. XLIX, 1866).


Obs. XLVIII. Ponction exploratrice. Incision. Mort. Récamier. — Incision d'un pouce d'étendue par laquelle sortait un grand nombre d'hydatides et beaucoup de liquide purulent jaunâtre. Le malade mourut trois jours après l'opération. (Thèse de Briançon.)

Obs. XLIX. Incision simple. Mort. Panaroli. — Tumeur de la région du foie, prise pour un abcès ; ouverture au bistouri donnant issue pendant 15 jours à environ 1000 hydatides avec un peu de pus ; le malade s'affaiblit de plus en plus et mourut après cet espace de temps.

Obs. L. Incision simple. Guérison. (J. Russel.) — Le 14 juillet 1833, incision de deux pouces de longueur entre l'ombilic et l'appendice xiphoïde. Après l'ouverture des téguments et d'un kyste mince, il s'échappa un flot considérable d'hydatides parfaitement formées, qui continua pendant longtemps. Leur volume variait depuis celui d'un œuf d'oie jusqu'à celui d'un pois. Il s'en échappa près de 2 mille.

Le 19 juillet plus de 40 hydatides sortirent lors du pansement. L'état s'était très-amélioré. Appétit excellent.

Le 26 et le 27, sortie de 6 autres hydatides si jaunes qu'elles ressemblaient à des jaunes d'œuf. Affaiblissement.

Le 18. Depuis quinze jours il s'écoule chaque jour une matière trouble, très-fétide, avec des débris d'hydatides. Pour la première fois il sort du pus.

Jusqu'au 20 septembre. Il s'écoule chaque jour une assez grande quantité (une pinte 1/2) d'un liquide d'abord séreux puis purulent, d'une couleur noire et d'une odeur d'abord très-fétide, puis de moins en moins désagréable. La santé générale s'améliore.

18 novembre. Il ne s'écoule plus guère que deux onces de liquide à chaque pansement. Amélioration générale.

13 décembre. Ecoulement peu considérable. Trois ans après, cet homme jouissait d'une bonne santé.

Obs. LI. — Incision en deux temps. Mort. (Rayer et Velpeau.) *Bulletin thérap.*, 1844. — Femme âgée de 47 ans, entrée à la Charité le 14 octobre 1843. M. Rayer reconnut une tumeur hydatique dans l'hypochondre droit. M. Velpeau fit une ponction exploratrice avec un trocart extrêmement fin. Issue d'un liquide mucilagineux. Puis il incisa les téguments jusqu'au péritoine, porta le doigt au fond de la plaie et sentit manifestement la fluctuation. Du 2 au 6 décembre, rien ne fut tenté. A cette date, M. Velpeau, pensant que des adhérences avaient eu le temps de s'établir, procéda au deuxième temps de l'opération. Il plongea dans la tumeur fluctuante un bistouri étroit. Un flot de liquide jaunâtre très-abondant s'élança par l'ouverture; mais bientôt il s'écoula des masses filantes qui interrompirent le jet. En résumé, il sortit du pus, des matières comme muqueuses et un liquide analogue à du sérum. L'écoulement continua. Bientôt la fièvre s'alluma, des accidents sérieux se manifestèrent et la malade succomba.

A l'autopsie, on trouva plusieurs kystes de nature différente, deux avaient été vidés (ils communiquaient l'un avec l'autre); les autres étaient intacts.

Obs. LII. — Incision à deux temps. Guérison.—Femme âgée de 29 ans. (Jarjavay.) — 8 juillet 1850. Incision des couches cutanées et musculaires jusqu'au péritoine. Le fond de la plaie est garni de charpie (la plaie est parallèle à l'axe du corps et longue de 0,05).

Le 11. On enlève la charpie. Un peu de pus.

Le 13. On sent au fond de la plaie une tumeur fluctuante. On l'incise. 400 gr. de sérosité citrine transparente.

Le 14. Un peu de fièvre ; liquide évacué brunâtre.

Le 16. On retire avec des pinces des fragments d'acéphalocystes.

Le 17. On retire une poche épaisse de 4 mm.

Le 18. Mauvaise nuit ; agitation ; vomissements. Il s'échappe 250 gr. de liquide chaque matin.

Le 20. Gonflement moindre. Etat général satisfaisant.

Depuis le huitième jour, tous les jours injection d'eau de guimauve. Dans les premiers temps, le liquide ne revenait clair qu'après l'injection d'un litre et demi ; vers le 20 août, il revient clair après injection d'un quart de litre. Guérison. (*Gaz. des hôp.*, 1850, n. 89.)

## *Kystes hydatiques traités par le procédé de Récamier, ou un procédé analogue.*

Obs. LIII. — Applications successives de potasse caustique. Deux kystes guéris. Gendrin. (*Arch. gén. de médecine*, 1860.) — Homme âgé de 48 ans, entré le 13 août 1849 à la Pitié (service de M. Gendrin). Kyste hydatique du foie. Du 16 au 28 septembre, cinq applications successives de potasse caustique. Ouverture du kyste. Guérison.

En 1850, nouvelle tumeur analogue.

Du 19 janvier au 19 février 1851, douze applications semblables. Ouverture du kyste. Guérison.

Obs. LIV. — Ouverture par la potasse. Guérison. Récamier. (Debouis.) — M..., 30 ans. Kyste hydatique du foie.

27 juin. Potasse caustique au-dessous de l'appendice xiphoïde.

Le 29. Nouvelle application de potasse.

1er juillet. Malaise général.

Le 7. Amélioration. Incision de l'eschare, issue d'une pinte et demie de liquide limpide. Injection émolliente dans le kyste ; pansement simple.

Obs. LV. — Potasse caustique. Incision. Injection. Guérison. Jobert. (*Gaz. des hôpitaux*, 1833.) — Jeune homme de 18 ans. Ponction exploratrice. Liquide séreux. Application de potasse caustique. Huit jours après, incision avec un bistouri. Liquide séreux contenant un nombre considérable de vésicules hydatiques. Injection d'eau distillée et d'alcool. Sonde de femme laissée à demeure. Deux mois après l'opération, les hydatides sorties à chaque pansement pouvaient être évaluées à 60 ou 80. Le malade guérit parfaitement.

Obs. LVI. — Ouverture par les caustiques. Guérison. Récamier. (*Revue médicale*, 1827.) — D..., peintre, 70 ans, entré le 3 mai 1827 à l'Hôtel-Dieu.

Le 15. Ponction avec un trocart très-fin. Issue de quelques gouttes d'un liquide très-limpide. Application d'un large morceau de potasse caustique ; le lendemain, incision de l'eschare, au centre de laquelle on place un nouveau morceau de potasse. Quelques jours après, chute de l'eschare (19 juillet) et ouverture spontanée de la tumeur. Flots de liquide jaunâtre et limpide mêlés d'un grand nombre d'acéphalocystes (6 litres). Le même jour injection d'eau d'orge miellée.

Au bout d'un mois il ne reste plus qu'une ouverture fistuleuse, mais bientôt le liquide devient plus épais, plus verdâtre, en même temps qu'il prend une odeur stercorale. Bientôt aussi on y trouve des débris alimentaires. Il s'est évidemment fait une ouverture dans l'intestin. Malgré cette complication et après quelques oscillations, l'état se rétablit, la communication se ferme et le 30 juillet il n'y a plus qu'une étroite fistule. Guérison.

Obs. LVII. — Applications successives de potasse. Injections iodées. Guérison. Leudet. ( *Arch. gén. dé médecine*, 1860, tome XV. ) — D..., 26 ans, domestique, entré le 17 novembre 1855 à l'Hôtel-Dieu de Rouen.

23 novembre. Applications de potasse caustique. Cinq applications jusqu'au 13 décembre. 350 gr. de liquide inodore sans albumine Sixième application de caustique. 500 gr. de liquide semblable.

Les jours suivants injection avec eau tiède trois quarts et teinture d'iode un quart et un peu d'iodure de potassium. Deux injections par jour. Plus tard injections alcooliques.

En mars 1856, fistule bouchée. Guérison encore observée en 1859.

Obs. LVIII. — Applications successives de potasse. Ponction. Injection alcoolique. Pneumonie. Expectoration d'hydatides. Guérison. Leudet (*eod. loc.*). — N..., 27 ans, entré le 27 juillet 1856 à l'Hôtel-Dieu de Rouen. Deux applications de potasse caustique en trois jours.

27 juillet. Ponction exploratrice. 300 gr. de liquide légèrement trouble et contenant de l'albumine.

3 août. Introduction d'une sonde ; liquide trouble, fétide. Quelques injections d'eau tiède.

Le 4. Expulsion de quelques lambeaux d'hydatides. Injection d'eau alcoolisée au cinquième. Sécrétion purulente abondante jusqu'au milieu d'août.

Le 29. La sonde est supprimée. Guérison parfaite encore observée en 1859.

Obs. LIX. — Applications de potasse, etc. Perforation du trajet fistuleux. Communication avec la cavité abdominale. Péritonite. Mort. Leudet (*eod. loc.*) — D..., 36 ans, entré le 18 juillet à l'Hôtel-Dieu de Rouen.

23 juillet. Application de potasse ; id. 24 et 27.

Le 27. Ponction exploratrice avec le trocart de trousse. 400 gr. de sérosité légèrement trouble et contenant de l'albumine.

Le 29. Quatrième application de potasse.

3 août. Ponction avec un bistouri droit. Liquide séro-purulent et fétide. Sonde de caoutchouc introduite et laissée à demeure.

Du 2 au 5 on continue les injections alcoolisées. Liquide purulent mélangé de bile.

Le 5. Introduction d'un petit cylindre d'éponge préparée.

Le 7. Frissons. P. 120. Une sonde en caoutchouc est introduite dans la tumeur et donne issue à un tiers de litre de pus fétide. Quelques douleurs dans le ventre.

Les 9 et 10. Liquide très-fétide ; accidents péritonéaux ; prostration extrême ; vomissements. Pouls très-petit.

Le 11. Mort.

Obs. LX. — Application de potasse. Ponction. Guérison. Jobert et Richerand. (Barrier, thèse de doctorat.) — T..., âgé de 15 ans, service de MM. Richerand et Jobert.

13 novembre. Application sur la tumeur d'un morceau de potasse caustique ; le lendemain incision circulaire de l'eschare avec le bistouri. Une ponction faite vers le milieu de la perte de substance donne issue à une demi-pinte environ de substance limpide. Une sonde placée jusqu'au lendemain donne encore issue à un verre environ du même liquide.

Le 23. Quelques symptômes généraux qui ne durent pas.

30 janvier. Plaie parfaitement cicatrisée.

29 février. Guérison absolue.

Obs. LXI. — Potasse caustique. Ponction. Guérison. (Michel, de Bar-le-Duc.) — Malade âgée de 39 ans. Tumeur lisse, non adhérente à la paroi abdominale, n'ayant nullement gêné la marche de plusieurs grossesses.

Application de potasse caustique. Chute de l'eschare ; ponction. 15 gr. de liquide incolore, puis de 200 gr. de liquide séreux. Injection de 60 gr. d'une solution iodée. Guérison après deux mois.

Obs. LXII. — Potasse caustique. Ponction. Guérison. Cadet-Gassicourt (thèse). — Kyste suppuré dans lequel il se fit une irruption de bile qui finit par tarir la sécrétion purulente.

Obs. LXIII. — Potasse caustique. Mort. Gallard. (Société méd. des hôp., novembre 1874.) — Kyste suppuré traité par la potasse. Formation ultérieurement d'un abcès de la paroi abdominale, terminé par fistule au niveau du point ouvert. Assez bon état pendant six mois, puis rechute et mort après une ponction exploratrice faite sans résultat.

Obs. LXIV. — Potasse caustique. Ponction. Guérison. Nélaton (Thèse de Cadet-Gassicourt). — Malade âgé de 36 ans. Kyste suppuré traité par les caustiques. Ponction de l'eschare au dixième jour avec une aiguille à cataracte ; issue de quelques gouttes de pus, puis ponction avec un gros trocart ; sonde à demeure et injections iodées. Guérison.

Obs. LXV. — Potasse caustique. Ponction. Mort. (Desnos, 1865. — Malade dans un état cachectique des plus prononcés, opéré à l'aide de la potasse caustique ; eschare de la largeur d'une pièce de un franc ; application très-douloureuse. Après avoir souffert toute la journée, la malade succombe le soir.

Obs. LXVI. — Pâte de Vienne. Ponction, incision au bistouri et aspiration. Injection. Dr Lajoux-Boissy-St-Léger. (Académie de médecine, 13 avril 1875.) — Malade âgé de 28 ans. Accidents ayant simulé la pleurésie purulente.

17 octobre 1871. Application de pâte de Vienne au creux épigastrique, renouvelée pendant six jours. Deux jours après, le 19 octobre, ponction avec un trocart enfoncé à 0,06. Issue de quelques gouttes de sérosité, puis de pus. Incision avec le bistouri donnant issue à deux litres et demi environ de sérosité purulente contenant des hydatides.

Le 24. Aspiration à l'aide d'une sonde adaptée à une seringue et les jours suivants injections iodées, alcoolisées ou phéniquées. Jamais de signes de péritonite. Pas d'accidents. Guérison après quatre mois avec rétraction progressive du kyste et cicatrisation complète. La guérison était encore parfaite trois ans après.

Obs. LXVII. — Emploi du chlorure de zinc. Ponction, incision et injections. Guérison. Demarquay. (*Gaz. des hôp.*, 1873.) — Kyste volumineux s'accompagnant de douleurs fort vives, pris un moment par le médecin pour une pleurésie purulente. Frottement péritonéal : quelques vomissements bilieux.

27 janvier 1873. Incision de la peau de 0,07 à 0,08. Chlorure de zinc appliqué jusqu'au 3 avril.

3 avril. Ponction avec un trocart capillaire donnant issue à un liquide clair et limpide. Injections de permanganate, puis de teinture d'iode.

Le 7. Ouverture avec le bistouri ; issue des vésicules jusqu'au 14 avril.

Sauf quelques signes de péritonite locale et survenus lors des dernières applications de caustiques, il n'y eut aucun accident. La guérison était réelle dès le 18 mai. Malheureusement il n'y a pas de renseignements ultérieurs.

Obs. LXVIII. — Applications successives de caustiques. Mort. Charcot et Davaine. (Société de biologie, 1857.) — Homme de 68 ans, malade depuis huit jours. Quatre applications successives de caustiques. Ouverture du kyste au bout de sept jours ; trois litres de liquide avec des vésicules et des grumeaux rouges renfermant en quantité des cristaux d'hématoïdine.

Pendant neuf jours rejet continuel d'hydatides. Etat satisfaisant. Matin et soir grands lavages avec de l'eau ; deux fois injection iodée. Après un mois et demi, l'état se mit à décliner ; les forces, l'appétit diminuèrent et le malade succomba. A l'autopsie, on trouva le kyste devenu absolument purulent.

Obs. LXIX (personnelle). — Procédé Récamier. Guérison. — Malade morte en 1876 à l'hôpital Saint-Antoine, dans le service de M. Mesnet, et qui avait été opérée en 1861, à l'âge de 10 ans, par M. Bouchut pour deux kystes hydatiques. On avait fait deux applications de potasse caustique, suivies chacune d'une incision au bistouri. La première avait donné 18 litres d'un liquide jaunâtre ; la deuxième, du liquide contenant des vésicules que la malade rendait en se mettant à genoux. La durée de l'écoulement fut de trois semaines. Il ne fut jamais fait d'injection.

A l'autopsie, nous avons trouvé une de ces tumeurs complètement revenue sur elle-même, assez ferme et ne contenant plus qu'une masse crémeuse, grisâtre, formant un magma informe et inodore, dans lequel on ne trouve plus trace d'échinocoques. Quant à la vésicule-mère, elle a à peu près disparu. Il reste cependant au milieu de cette masse un fragment gélatineux. L'autre contenait encore un peu de liquide et des vésicules parfaitement intactes. En présence de ces faits, nous croyons que cette dernière tumeur a dû être ultérieure à l'opération, laquelle aurait eu alors pour objectif à deux reprises le même kyste.

Nous voulons borner là nos pièces justificatives. Nous ajouterons cependant que sur 11 tumeurs traitées suivant le procédé de Récamier, Harley eut pour résultats : 3 guéris, 4 insuccès et 4 morts, ce qui serait une proportion bien moins favorable.

# TABLE DES MATIÈRES



Paris. — Parent, imprimeur de la Faculté de Médecine, rue Mr-le-Prince, 31.

## NOUVELLES PUBLICATIONS DE LA LIBRAIRIE V. ADRIEN DELAHAYE ET Cⁱᵉ

**Leçons de clinique médicale**, faites à l'hôpital de la Charité, par le docteur JAC-
COUD. 1 fort vol. in-8 de 878 pages, avec 29 figures et 11 planches en chromolithographie, 3e édition, avec un joli cartonnage en toile.................... 16 fr.

**Leçons de clinique médicale**, faites à l'hôpital Lariboisière par le docteur JAC-
COUD. 2e édit. 1 vol. in-8 accompagné de 10 planches en chromolith. Cartonné. 16 fr.

**Traité d'anatomie descriptive**, avec figures intercalées dans le texte, par
PL.-C. SAPPEY, professeur d'anatomie à la Faculté de médecine de Paris, etc.
3e édition entièrement refondue, 4 vol. in-8. 1876-1877.................... 48 fr.
>   Cartonné........................................................ 52 fr.
>   Quelques exemplaires sur papier vélin.......................... 60 fr.

**Leçons sur les maladies du système nerveux**, faites à la Salpêtrière par le
professeur CHARCOT, recueillies et publiées par le Dʳ BOURNEVILLE. 2ᵉ édition revue
et augmentée. Tome Iᵉʳ, 1 vol. in-8, avec 9 planches en chromolithographie, une
eau forte et 27 figures intercalées dans le texte...................... 12 fr. »
>   Cartonné........................................................ 13 fr. »
>   Tome II, 1ᵉʳ fascicule : ANOMALIE DE L'ATAXIE LOCOMOTRICE; 2º fascicule : DE LA
>   COMPRESSION LENTE DE LA MOELLE ÉPINIÈRE. 1 vol. in-8, avec 2 planches. Prix
>   de chaque fascicule........................................ 2 fr. »
>   3º fascicule : DES AMYOTROPHIES. In-8, avec figures et planches........ 4 fr. »

**Leçons de clinique obstétricale**, professées à l'hôpital des Cliniques, par le
Dʳ DEPAUL, professeur de clinique d'accouchements à la Faculté de médecine de
Paris, membre de l'Académie de médecine, rédigées par M. le Dʳ DE SOYRE, chef
de clinique, revues par le professeur. 1 vol. in-8, avec figures intercalées dans le
texte.......................................................... 16 fr. »

**Clinique médicale**, par le Dʳ GUENEAU DE MUSSY, médecin de l'Hôtel-Dieu,
membre de l'Académie de médecine, etc. 2 vol. in-8................... 24 fr. »

**De l'urine et de ses altérations physiologiques**, étudiées au point de vue
de la chimie physiologique et de ses applications au diagnostic et au traitement des
maladies générales et locales, leçons professées à University college de Londres, par
le Dʳ G. HARLEY. Traduit de l'anglais par le Dʳ HAYN. 1 vol. in-12, avec 35 figures
intercalées dans le texte...................................... 6 fr. »

**Traité pratique des maladies du larynx, précédé d'un Traité com-
plet de laryngoscopie**, par le Dʳ CH. FAUVEL, ancien interne des hôpitaux de
Paris. 1 vol. in-8, avec 144 figures dans le texte et 20 planches, dont 7 en chromolithographie. Broché............................................... 20 fr. »
>   Cartonné........................................................ 21 fr. »

**De la structure des racines des nerfs spinaux et du tissu nerveux
dans les organes centraux de l'homme et de quelques animaux
supérieurs**, par le Dʳ ROUDANOWSKI. 1 vol. in-8, avec atlas in-4 de 8 planches,
contenant 70 photographies...................................... 30 fr. »

**Leçons de clinique chirurgicale**, professées à l'hôpital des Cliniques, par
LÉON LABBÉ, chirurgien de l'hôpital de la Pitié, professeur agrégé à la Faculté de
médecine de Paris, etc., recueillies, rédigées et publiées par EMMANUEL BOURDON,
interne des hôpitaux, revues par le professeur. 1 vol. in-8, avec 1 planche. Broché.......................................................... 12 fr. »
>   Cartonné........................................................ 13 fr. »

**Recherches cliniques et thérapeutiques sur l'épilepsie et l'hystérie**,
compte-rendu des observations recueillies à la Salpêtrière, de 1872 à 1876, par le
Dʳ BOURNEVILLE, ancien interne des hôpitaux de Paris. 1 vol. in-8, avec 3 planches.......................................................... 4 fr. »

**Le diabète sucré et son traitement diététique**, par A. CANTANI, professeur
et directeur de clinique médicale à l'Université royale de Naples. Ouvrage traduit
et annoté par le Dʳ H. CHARVET. 1 vol. in-8, avec 3 planches. Broché...... 8 fr. »

**Traité clinique des maladies de l'utérus**, par J.-N. DEMARQUAY, chirurgien
de la Maison municipale de santé, etc., et SAINT-VEL, lauréat de l'Académie de
médecine, etc. 1 vol. in-8, avec figures dans le texte. Broché........... 10 fr. »
>   Cartonné........................................................ 11 f.. »

**Maladies chirurgicales du pénis**, par J.-N. DEMARQUAY, chirurgien de la
Maison municipale de santé, membre de l'Académie de médecine. Ouvrage publié
par les docteurs G. VŒLKER et J. CYR. 1 vol. in-8, avec figures dans le texte et
4 planches en chromolithographie. Broché.......................... 11 fr. »
>   Cartonné........................................................ 12 fr. »

**Leçons sur les kératites**, précédées d'une étude sur la circulation, l'innervation
et la nutrition de l'œil et de l'exposé des divers moyens de traitement employés
contre les ophthalmies en général, professées par F. PANAS, chirurgien de l'hôpital
de Lariboisière, professeur agrégé de la Faculté de médecine de Paris, chargé du
cours complémentaire d'ophthalmologie, rédigées et publiées par B. BUZOT, interne
des hôpitaux, revues par le professeur. 1 vol. in-8, avec figures dans le texte.
4 fr.

Paris. — A. PARENT, imprimeur de la Faculté de Médecine, rue M.-le-Prince, 29-31.